JN086056

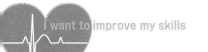

特別編

看護の現場で活躍できる

看護師のための キャリアナビ

多様な働き方を考えるお仕事大全

大坪 陽子／雑賀 智也 著　荒神 裕之 監

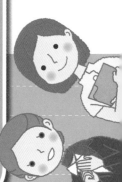
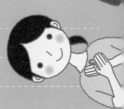
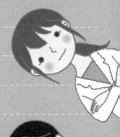
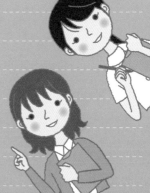
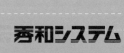
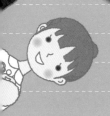
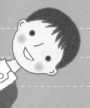
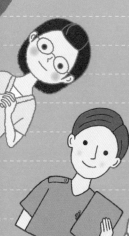
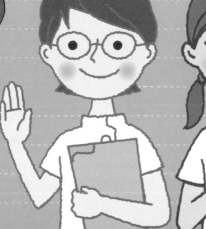
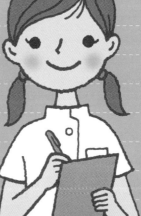

秀和システム

はじめに

　厚生労働省の統計によれば看護職の有資格者の8割は病院、診療所で働いています。そのためか、看護職を志す人の多くは、病院や診療所での勤務をイメージしていると思います。

　しかし、実際の看護職の働き方はとても多様です。病院、診療所のみならず、訪問看護ステーション、助産所、そして大学などの教育機関、市区町村などの行政……と挙げればきりがありません。その多様性は、働き始めて初めて見えてくるものかもしれません。

　看護職の8割以上が女性です。女性の多い職種ゆえ、出産・育児や結婚による退職・離職が多いという現状があります。そのような事情もあり、キャリアプランに悩む看護職が多いと感じます。何を隠そう私もその一人でした。

　多様化する看護職の仕事の在り方を、体系的に紹介する本は多くありません。看護職のキャリアの悩みにこたえるためにも、「看護職の様々な働き方を紹介する本を作りたい」と考えたのが本書を執筆したきっかけです。実際の働く姿を捉えることが、本書の読者にとって重要であると考え、様々なステージで活躍する看護職種11名に直撃インタビューをさせていただきました。

　キャリアに悩んだときに、先を見通す材料になるのではと思います。取材にご協力いただいた皆様には、この場を借りて御礼を申し上げます。

　さて、私たちはこの本をよりよいものとするために、「夢のあるコンテンツを盛り込むこと」「看護師の裁量権について書くこと」を大切にしました。

●「夢のあるコンテンツ」とは？

　看護師はどんな夢を持っているのでしょうか。例えば、世の中の役に立って社会の一員であることを実感したい、という人もいるでしょう。あるいは、経済的に自立しながら子どもとの時間をきちんと取りたい人や、認定看護師の資格を取って専門外来を開きたい人がいるかもしれません。夢は一人ひとり違うし、そこに貴賎はありません。抽象度も人それぞれです。今回取材した職場で、看護師が自身の生活を通じてどのような夢を追っているか、どのような夢をかなえたかをコンテンツに含めました。

●看護師の裁量権とは？

　「裁量権」とは、誰かの指示を受けずに自分で決めていい範囲、という意味です。裁量権は、看護師自身の心身の健康に関わる重要な要素です。さらに裁量権は、専門性とも深く関わっています。

　本来の専門家は、誰の指示をも受けずに、何を、どれくらい、どのようにするかを決めることができます。誰かの指示がないと動けない、という職種は専門家とは呼ばれません。看護の偉大な先人ナイチンゲールは、患者の栄養状態や病室の清潔さなど、療養の環境を整えることについて、看護師には独自の裁量権があることを世に認めさせました。

　しかし今日、看護師の業務の多くは、医師の指示を必要とします。かつてナイチンゲールが大きな成功を収めた仕事の多くは、他の職種が担うようになりました。看護師の裁量権、つまり専門性のあり方は、昔とはかなり変化しているのではないでしょうか。この本では、今日、様々な場で働いている看護師に、実際に持っている裁量権について語ってもらいました。いわば、看護の専門性についての当事者研究です。一つひとつの事例を通して、現代の、実際の「看護の専門性」がどうなっているかを知ることができます。

　この本では、老人保健施設やデイサービスといった介護系の仕事については、深くは触れていません。介護のサービスは多岐にわたり、看護師の役割は施設ごとに大きく異なっています。介護の中で看護師が果たす役割については、今後、議論が深まっていくでしょう。

　この本を手に取ってくださった皆様には、ご自身だけでなく、看護職を志すお子さんの進学や就職・転職を考える際にも、ぜひ、参考にしていただけたらと考えています。加えて、看護師の役割や専門性を追求する方に対して、「私たちが持ち得るヒントを提供したい」という、ちょっとした野心を抱いています。

　本書が看護職を目指す方、いま看護職として活躍しておられる方の参考となれば幸いです。

著者を代表して　大坪陽子

看護の現場で活躍できる
看護師のためのキャリアナビ

chapter 1　看護師の職場と働き方事情

chapter 2　看護師として働く

chapter 3　保健師、助産師として働く

chapter 4　看護師の知識・経験を活かして働く

appendix A　巻末資料

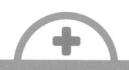

本書の特長

　看護職の働く場は、病院や高齢者施設だけではありません。治験コーディネーターや医療的ケア児専門保育園など、新たな選択肢が広がっています。本書は、こうした新しい選択肢を含めて、看護職の働き方をできるだけ多く紹介するものです。

役立つ ポイント1　自分の仕事に対する考え方を省察できる

　chapter 1では、総論的に様々な看護職を取り上げると共に、適した職場を選ぶためのナレッジを集約しました。

役立つ ポイント2　豊富なキャリアの事例を参照できる

　様々な看護職に取材し、生の声を集めました。キャリアで悩んだときにこそ、先輩方の事例が役に立つと思います。

役立つ ポイント3　夢を感じることができる

　働く上で大切なのが夢だと思います。仕事に夢を感じることができれば、勇気が湧いてきます。先輩方がどのような夢を抱いてキャリアを歩んできたかを各事例で紹介しました。

役立つ ポイント4　裁量の範囲がわかる

　仕事での裁量権の有無は、モチベーションにも影響します。各事例で、どの程度の裁量権が与えられているかを可能な限り紹介しました。

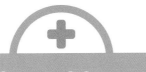

本書の使い方

　この本は、以下の2つの部分からなっています。

●看護師の一般的なおしごとの傾向分析（chapter 1）
●様々な仕事についた看護師の事例（chapter 2以降）

　必ずしも最初から読む必要はありません。目次から興味のあるところを"つまみ読み"してください。

　様々な選択肢を知ることは、転職の際に役立ちます。しかし、それだけではありません。「いろいろな選択肢がある。だからいつでもやめられる」と思うことは、現在の仕事を投げ出したくなったときのストッパーになることもあると考えています。

　読者の皆さん（あるいはお子さん）が自己実現できる仕事に出会えることを心から願っています。

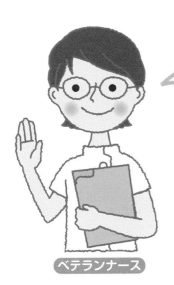

ベテランナース

看護師資格には、様々な可能性があります。これから様々な看護職種で働く先輩方を紹介します。ぜひ参考にしてください！

はい！
よろしくお願いします！

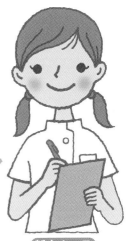

新人ナース

この本の登場人物

本書の内容をより深く理解していただくために、
ベテランナース、先輩ナースから新人ナースへ、アドバイスやポイントの説明をしています。

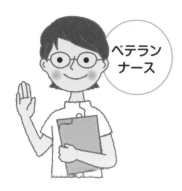
ベテランナース

看護師歴10年のベテランナース。看護職の多様な働き方に関心があり、キャリア相談に応じています。

先輩ナース

看護師歴5年。身近な先輩であり、新人ナースの指導役でもあります。

新人ナース

看護師歴1年。医師や先輩たちのアドバイスを受けて早く一人前のナースになることを目指しています。

様々な看護職種の皆さん

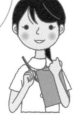
男性看護師

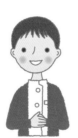
不妊症看護認定看護師

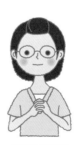
特定看護師

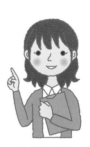
訪問看護師

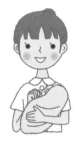
産業保健師

助産師

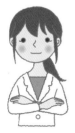
CRC

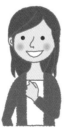
SMO役員

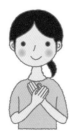
医療的ケアシッター

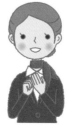
CA経験者ナース

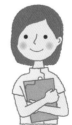
フリーランス看護師

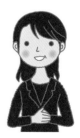
大学教員

様々な看護職種にインタビューし、仕事についての想いを語っていただきました。

chapter 1

看護師の職場と働き方事情

ここでは、看護職がどのような職場で働いているかを概観し、

あなたに合った就労場所を探すための「地図」を作ります。

様々な医療の仕事と特徴

様々な専門職が医療を支えています。看護師の仕事は、患者さんのそばにいて、必要に応じてそれぞれの職種をつなぐ調整役を期待されることも多いのです。

患者さんを助ける様々な仕事

　病院や診療所、企業など、様々な場所で医療に関連する職種の人たちが働いています。

　多くは国家資格が必要ですが、医療事務や看護助手など、公的資格がない職種もあります。

▼患者さんを助ける様々な仕事

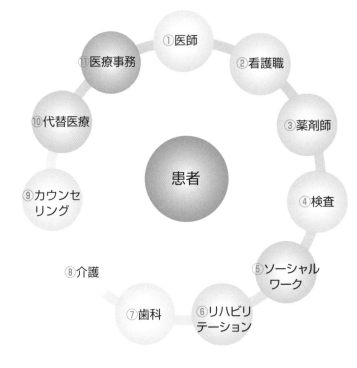

職業は大きく2つに分けられる

職業は大きく2つに分けられます。下の表は、パーソナリティの特性と、それに見合った職業の特性を示したものです。

自分のパーソナリティの特性によって、どのような仕事で高いパフォーマンスを出しやすいかを考えてみてもいいでしょう。

医療の場合、ほとんどの仕事に「人と協力し合うための社会的スキル」や「細かいことを覚えておく実務的スキル」が必要です。人と話すのが苦手だったり、うっかりミスが多い学生さんは、在学中にそれを補うコツを習得しておきましょう。

▼パーソナリティと職業の適性

	攻撃型	防御型
パーソナリティ	目標を達成すること、勝つことに価値を置く。大きな夢を追うことや、仕事の効率性を高めることに熱心。	ミスなく責任や義務を果たすことで得られる安定に価値を置く。失敗を注意深く避けようとする。
パーソナリティに合った仕事の特徴	変化が激しく、臨機応変で柔軟な発想が求められる仕事。進歩や成長を実感しやすい仕事。	慎重さが高く評価される仕事。

出典:鈴木祐著, 4021の研究データが導き出す科学的な適職, インプレス, 2019年より改変引用

医療に関わる代表的な仕事

医療に関わる代表的な仕事を挙げてみます。前述の分類に基づいて、各職種の特性についても分類しています。

①医師

医療の各職種をまとめ、指針を示す指令塔です。病気を見極め、治療方針を決め、手術や投薬を行います。歯科医師以外の職種のほとんどが医師の指示を受けて働きます。科学的・論理的な考え方が強く求められることから、養成課程に入る前提として高度な学力を求められます。

養成課程:大学6年間+研修2年間
年収　　:1200万円程度
適合するパーソナリティ・仕事の特性:攻撃型

②看護職

　助産師、保健師、看護師、准看護師などです。

　医師の指示を受けて診療を助けたり、病気の人の世話をしたりします。

　薬学やリハビリテーション、介護・福祉なども含めて、医学を広く学ぶことができます。

> **養成課程**：大学4年間（または専門学校3年間、准看護師は専門学校2年間。保健師・助産師はその後、さらに1～2年の養成課程へ）
> **年収**　　：350万円程度
> **適合するパーソナリティ・仕事の特性**：防御型

③薬剤師

　医師の指示を受けて薬を調製（調剤）します。

　医師の指示に間違いがないかどうか、患者さんの状態と照らし合わせて考える（監査）という、重要な役割があります。

　患者さんに薬の飲み方や管理の仕方を指導する場合もあります。薬の飲み合わせや副作用について、医師から相談を受けることもあります。

　病院や薬局以外にも、製薬会社に勤務して開発や営業を担当するという選択肢があります。

> **養成課程**：大学6年間
> **年収**　　：500万円程度
> **適合するパーソナリティ・仕事の特性**：防御型

④検査

　臨床放射線技師、臨床検査技師などです。

　放射線技師はレントゲン撮影、臨床検査技師は血液検査や心電図検査などを実施し、医師の判断を助けます。

> **養成課程**：大学4年間または短大・専門学校3年間
> **年収**　　：350万円程度
> **適合するパーソナリティ・仕事の特性**：防御型

⑤ソーシャルワーク

　精神保健福祉士や社会福祉士といった資格を持つ人が多く就業しています。

　事情があって患者さんが退院できないときやお金が払えないときなどに、相談に乗ります。

　様々な支援の仕組みを熟知している情報通です。病院から市町村まで幅広い職場があります。

> **養成課程**：大学4年間または短大・専門学校卒後2～3年の実務
> **年収**　　：300万円程度
> **適合するパーソナリティ・仕事の特性**：攻撃型

⑥リハビリテーション

理学療法士、作業療法士、言語聴覚士などの資格を持った人が従事しています。

医師の指示を受けて、障害を持った患者さんが社会に戻れるよう、自力で生活できるスキルを身に付けられるように支援します。

理学療法士、作業療法士は手足の訓練を、言語聴覚士は言葉や聞こえ、飲み込むの訓練を行います。理学療法士の中には、スポーツトレーナーへ転向する人もいます。

> **養成課程**：大学4年間または短大・専門学校3年間
> **年収** ：350万円程度
> **適合するパーソナリティ・仕事の特性**：攻撃型

⑦歯科

歯科医師、歯科技工士、歯科衛生士などの資格を持った人が従事しています。

歯と口の健康を守ります。歯科医師は、医師の指示を受けずに独自の裁量で、歯科の治療を行う

ことができます。歯科技工士は、歯科医師の指示を受けて入れ歯（義歯）を作ります。歯科衛生士は、歯科医師の指示を受けて歯磨きの指導などを行います。

> **養成課程**：歯科医師＝大学6年間＋研修1年間
> 　　　　　　歯科技工士、歯科衛生士＝大学4年間または短大・専門学校2〜3年間
> **年収** ：600万円程度（歯科医師）、350万円程度（歯科技工士、歯科衛生士）
> **適合するパーソナリティ・仕事の特性**：歯科医師は攻撃型、歯科技工士・歯科衛生士は防御型

⑧介護

介護福祉士の資格を持つ人が多く就業しています。食事や排泄など、日常生活の動作ができない人が、文化的な日常生活を送れるようにサポートします。

一定の実務経験と試験を経て、ケアマネジャーとして介護の相談に応じている人もいます。

> **養成課程**：最短で専門学校2年間（ほかにも様々な資格の取得経路あり）
> **年収** ：300万円程度
> **適合するパーソナリティ・仕事の特性**：防御型

⑨カウンセリング

公認心理師（国家資格）、臨床心理士（学会認定資格）などの資格を持った人が従事しています。「カウンセラー」などと総称されています。

うつ病や強迫性障害など、心の機能的な問題に悩んでいる人が回復する過程を助けます。

心の問題について独自の裁量が許されている一方、主治医がいる場合にはその指示に従うことなど、一定の制限があります。人の「良い面」に注目できる資質が求められます。

養成課程：大学4年間＋大学院2年間
年収　　：350万円程度
適合するパーソナリティ・仕事の特性：攻撃型

⑩代替医療

　鍼灸師、あん摩マッサージ指圧師、整体師、柔道整復師などの資格を持った人です。これらの仕事は、近代医学の営みを補い、人々の健康を支えています。

　日本の伝統医学を学ぶことができます。医師の指示を直接必要とすることはまれですが、病気が悪化している場合や長引いている場合には、医師に相談するよう患者に勧めなければなりません。

養成課程：専門学校3年間
年収　　：300万〜400万円程度
適合するパーソナリティ・仕事の特性：攻撃型

⑪医療事務

　受付や会計を行います。病院や診療所、薬局、整体院など、様々な職場があります。民間資格はありますが、受付や会計のための国家資格はありません（無資格でも行うことができます）。医療費の計上（レセプト業務）など、計算の業務の多く

はパソコンで行います。複雑な操作は不要ですが、医療費に関する知識を身に付ける必要があります。診療情報管理士という資格を取ると、大きな病院のカルテの管理などを任される場合があります。

養成課程：特になし（診療情報管理士の場合：専門学校3年間または短大等卒後に通信教育2年間）
年収　　：300万円程度
適合するパーソナリティ・仕事の特性：防御型

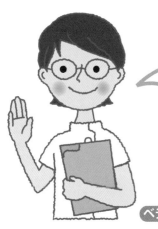

そのほかにも、臨床工学技士や、義肢装具士など、様々な職種が協力し合って患者さんを助けています。看護師には、幅広い知識を持って、いろいろな職種をつなぐ役割があります。

ベテランナース

看護師になるには

看護師になるには、看護師国家試験を受験し、合格する必要があります。

多様なルートで看護師を目指せる

　国家試験の受験資格を得るには様々なルートがあります。代表的なのが高校卒業後に看護系大学、看護系短期大学、看護師養成所に進むルートです。卒業後に看護師国家試験の受験資格が得られます。このほか、中学卒業後に看護に関する学科を有する高等学校に進むルート、准看護師になってから、所定の教育課程を経て国家資格を得るルートがあります。

▼看護師になるためのルート

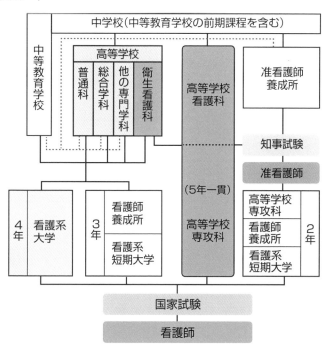

出典：文部科学省ホームページ (https://www.mext.go.jp/a_menu/shotou/shinkou/kango/index.htm) より改変

看護師と准看護師の違い

　看護師と准看護師にはどのような違いがあるのでしょうか。養成校への入学要件や修業年限、資格の発行者に違いがありますが、法規に定められた業務内容にはほとんど差はありません。

　保健師助産師看護師法第6条の規定により、准看護師は「医師、歯科医師又は看護師の指示を受けて行うこと」と規定されています。

▼看護師と准看護師の違い

	看護師	准看護師
養成校への入学要件	高校卒業以上	中学卒業以上
養成校の履修年限	3年以上	2年以上
資格の発行者	厚生労働大臣	都道府県知事
業務を規定する法規	傷病者若しくは褥婦に対する療養上の世話又は診療の補助を行う（保助看法第5条）	医師、歯科医師又は看護師の指示を受けて、傷病者若しくは褥婦に対する療養上の世話又は診療の補助を行う（保助看法第6条）

参考：日本准看護師連絡協議会ホームページ (http://www.junkankyo.com/)

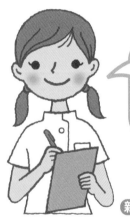

　准看護師になれば、その後の看護師養成校では、最短2年の履修年限で看護師国家試験の受験資格が得られます。

新人ナース

column

看護師資格と准看護師資格

　看護師資格は厚生労働省大臣が、准看護師資格は都道府県知事が発行します。つまり、現行の看護師資格制度は、2つ存在していることになるのです。そこで、准看護師制度を廃止し、看護師資格に一本化すべきとの意見があります。一方で、地域に定着して働く人が多いという理由で、准看護師資格の維持を求める意見もあります。今後の動向が気になるところです。

看護師の養成課程で学ぶこと

看護師の養成課程（大学・専門学校など）は、座学と実習から構成されています。グループワークの機会もたくさんあり、対人関係スキルを学ぶよう促されます。国家試験では、主に医学や医療制度の知識、看護の方法などが問われます。

養成課程では最低限の知識を身に付ける

養成課程で学ぶことは、いわば「現場に出る上で身に付けておくべき最低限の作法」です。最低限の作法とは、医学的な知識を習得するだけにとどまりません。医学は常に進歩しているので、看護師の職業人生は、常に学ぶことの連続です。わからないことがあったときに、専門書や専門サイトで調べる、という習慣がとても大切です。

養成課程では、レポート課題が多く出されるため、課題をこなしていく中で、専門書や専門サイトを調べる作業に慣れることができます。

もう1つ重要なのは、チームワークです。多く

の職場において、看護師はチームで働いています。嫌いな人や苦手な人がいても、目標を達成するためには協力し、補い合う関係が必要です。

看護師の養成課程では、グループワークで成果物を出すよう求める授業も珍しくありません。対人スキルが向上するところまでいかなくても、最低限、嫌いな人や苦手な人と協力しなければならない、という状況に慣れることができるでしょう。

▼看護師の養成課程で学ぶこと

・知識・技能	：小児から高齢者まで幅広い患者に対応するための、医学や医療制度、看護の方法を知る。
・リテラシー	：わからないことがあったとき、専門書や専門サイトで調べて要点を把握する習慣を身に付ける。
・チームワーク	：グループワークを通じて、「気が合わない人と組んだ場合でも、協力して成果を出さなければならない」という状況に慣れる。

リアリティショック

　新しい職場に就職したあとに、「想定していた仕事と、現場が全然違う！」と衝撃を受けて、やる気がうせてしまったり、早期に退職してしまったりする人があとを絶ちません。これを**リアリティショック**と呼ぶことがあります。新人看護師100人に調査した結果、就職後にリアリティショックに陥っていると思われる人は3か月目で65.2%、6か月目でも46.4%いた、という報告＊があります。

　理想を持つことは大切です。理想があるからこそ、改善していくことができます。その一方で、理想と現実のかい離が大きすぎる場合にあきらめてしまうのも、人間の本性かもしれません。では、仕事に前向きに取り組んでいくにはどうしたらいいのでしょうか？

　看護師のリアリティショックのうち、特に大きなものは、「何もできない自分に関すること」「先輩との人間関係に関すること」であるという指摘＊があります。

1. 何もできない自分がつらい

　できなかったことを発見するのは容易です。しかし、そればかり考えていては仕事に前向きにはなれません。できたことを見付け、できることを増やす、という考え方により、理想の自分に近付いていくイメージを持ちましょう。そのためには、"できたこと"をできるだけ毎日書き出すことが役立ちます。新たにできるようになったことがあれば、それもメモしておきましょう。

2. 先輩との人間関係がつらい

　新人が看護師として修業中であるように、先輩もまた、指導者としては修行中の身です。また、指導の方法以前に、そもそも気が合わないということだってあり得ます。

　先輩に認めてもらいたい、先輩と打ち解けたい、という気持は大切です。しかし、先輩があなたを認めるかどうか、あなたと打ち解けるかどうかは、先輩の心が決めることだ――と割り切ることもときには必要です。

　新人看護師を対象にしたある研究によれば、人間関係の問題の解決を先送りにする人が、最もストレスの程度が低かったそうです。「解決を先送りにする」とは、例えば「他人は他人だと思う」「そう思う人もいると思う」といったようなことです。褒めたり共通の話題を探したりして仲よくなろうとするのは、一見解決になりそうですが、必ずしもうまくいくとは限りません。また、先輩のことを避けたり、陰で思いっきり愚痴ったりしても、そんな自分に疲れてしまうことでしょう。先輩のアドバイスの要点だけをくみ取り、感情的な部分はある程度受け流すスキルが必要なのかもしれません。

＊…**という報告**　水田, 2004年, 新卒看護師の職場適応に関する研究－リアリティショックと回復に影響する要因－, 日本看護研究学会雑誌, 27(1)：91-99.

＊…**という指摘**　谷口ら, 2014年, 大卒新人看護師のリアリティ・ショック―スムーズな移行を促す新たな教育方法の示唆―, 日本看護研究学会雑誌, 37(2)：71-79.

看護職の就労状況

看護師の多くは病院や診療所で働いています。8割は女性ですが、男性看護師も増えています。

どのくらいの看護師がどんなところで働いている?

　2018年現在、看護職は121万人が働いています。その数はこれからも増加していくことが見込まれています。病院・診療所で働く人が8割を占めています。最近は、介護施設で働く人も増加してきました。学校や保健所、市町村などで公務員として働くこともできます。助産所や訪問看護ステーションを開設する人たちもいます。

▼看護職種の勤務先

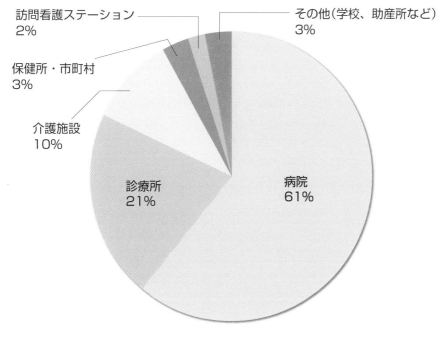

訪問看護ステーション
2%

その他(学校、助産所など)
3%

保健所・市町村
3%

介護施設
10%

診療所
21%

病院
61%

出典：厚生労働省 医政局の資料から改変

職場別の働き方

　看護職はどのような職場で活躍しているのでしょうか。代表的な例を見てみましょう。

▼看護職の職場

病院・診療所 （➡ p.46 参照）	・病院では、診療の補助および入院生活の援助や看護が仕事の中心です。一人ひとりの看護師の裁量に制限がある一方、迷ったときに相談できる同僚や先輩がいるので知識や技能を高めることができます。教育体制も充実しています。上級資格を取れば、自分の外来を持てる場合があります。 ・診療所では、健康診断や慢性疾患の管理、風邪の治療など、病気の予防および重症化を防ぐための診療の補助が仕事の中心です。
訪問看護ステーション （➡ p.61 参照）	・患者さんの生活の場で、医師に代わって必要な処置をしたり、家族の相談に乗ったりします。病院や診療所と比べて、自分自身で判断をする場面が多い仕事です。自分の施設だけでなく、外部の多様な関係者と連携します。
介護施設	・老人保健施設、老人福祉施設などで、薬の管理や健康状態の把握を行います。リハビリテーションと介護のどちらをメインとするかは、施設によって異なります。介護職と協力して仕事を進めます。
保健所・市町村・企業	・**行政保健師**は、地域包括支援センターや保健センター、保健所などで、子どもから大人まで様々な健康・介護の相談を引き受けます。 ・**産業保健師**は、企業で働く人の健康を支援します。研修を実施する、保健指導を行うなど、比較的裁量権の大きい仕事です（➡ p.68 参照）。
学校・子育て支援	・**スクールナース**は、医療の処置を必要とする子どもたちのケアを担います。 ・**養護教諭**は、健康診断の補助や調整、学校保健だよりの作成をします（➡ p.39 参照）。 ・医療的な処置を要する子どもたちのためのベビーシッター（**医療的ケアシッター**）が最近注目されています（➡ p.97 参照）。
助産所・院内助産所	・**助産師**の資格を取得して一定の条件を満たせば、助産所を開設することができます。最近では病院の中にある助産所も珍しくありません。出産だけでなく、産後のお母さんの支援も重要な仕事です（➡ p.39、73 参照）。

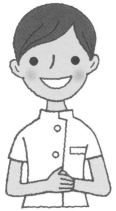

看護師の知識・経験を活かして、航空会社や創薬系の企業で活躍する人も増えてきました。

先輩ナース

看護師に期待されている役割

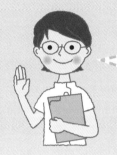

看護師は、医師を手伝う職種としてドラマや小説などに登場します。実際はそれ以外にも様々な仕事に関わっています。

看護師に期待されている役割は?

　看護師には、保健師助産師看護師法で定められた役割があります。法文を下に示しますが、端的にいえば、「診療の補助」と「療養上の世話」が看護師の役割です。

▼法律から見た看護師の役割

診療の補助＋療養上の世話
厚生労働大臣の免許を受けて、傷病者もしくは褥婦に対する療養上の世話または診療の補助を行うことを業とする者
（保健師助産師看護師法より抜粋、褥婦は出産後間もない女性のこと）

診療の補助

　医師の診療のサポートです。医療テーマのドラマや小説で看護師が行っていることをイメージするとわかりやすいかもしれません。注射をしたり、手術の器械を手渡したり、処置の準備や後片付けをしたりします。また、検査や処置など、医師の業務の一部を代わりに行います。ただし、法律上、医師の指示で行う必要があります。

　手術室・集中治療室・救命室などで働く看護師は、医師の補助がメインの仕事です。

　「医師の指示が必要」というと、看護師の仕事は受け身的だと感じるかもしれません。しかし、「指示を受けてどう補助するか」「適切な指示を出してもらうためにどう伝えるか」という点については、看護師が主体的に考える必要があります。

療養上の世話

　介護施設・療養型病床の病院などで働く看護師は、患者の日常生活の援助と看護をメインに行っています。例えば、患者さんがごはんを食べるのを手伝ったり、おむつを替えたりします。

▼医師・看護師・介護職の役割範囲

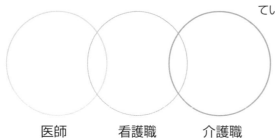

　日常生活の援助と看護については、診療方針に沿った医師の指示に従うだけでなく、主体性が求められます。どのように世話をするのかを看護師が考えます。この点は、介護職の仕事とも重なる部分です。

　看護師には介護職よりもいっそう、医療の知識を活かした生活のサポートを行うことが期待されています。

広がる看護師の活躍の場

　看護師には、介護と医療の両方に通じた職種として様々な役割が期待されています。

●病気についての相談を受ける

　「具合の悪い家族を病院にいつ連れて行くのがいいか」、「自分は具合が悪いのだがお風呂に入ってもいいのか」など、病気や療養に関する様々な相談を受けることができます。

　保険会社の相談窓口や、自治体の救急ダイヤルなどで働いている人もいます。

●医療情報を解釈する

　他分野の法律家や編集者など、医療以外の専門家に、カルテの内容を解説したり、業界の慣例を教えたりすることができます。法律事務所や出版社などに勤めている看護師がこれにあたります。

●病気に対して冷静に務めを果たす

　看護師は航空会社のフライトアテンダントやホテルの接客スタッフとして採用されることがあります。

　医療機材がない職場ではできることも限られていますが、乗客や顧客にもしものことがあったとき、「どの程度重大な事態か」「いつ救急車を呼ぶか」を見極められる人材がいることは、企業にとって心強いに違いありません。

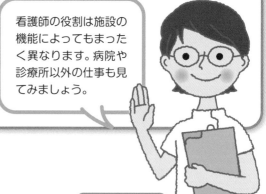

看護師の役割は施設の機能によってもまったく異なります。病院や診療所以外の仕事も見てみましょう。

ベテランナース

看護師の就労条件と個人の生活

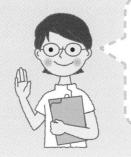

安定した雇用、感謝される仕事内容が、職業としての看護師の魅力といえるでしょう。給与面については、近年、介護職や看護助手が看護職を上回るケースも出てきました。交代勤務の負担や、命に対する責任の重さを考えると、決して「高給取り」とはいえなくなってきています。

看護師の就労条件

看護師の8割は女性で、8割が正規雇用です。正規雇用には、年金・医療保険・ボーナス・福利厚生など、様々なメリットがあります。法規によって保護されており、安定しているポジションです。

日本の女性の就労者3000万人のうち、8割は非正規雇用であることを考えると、看護師の安定した雇用は魅力といえるでしょう。

看護師の具体的な就労条件 (休日や昇給など) は病院によって差があります。

所定労働時間と残業

日本看護協会が実施した調査＊によれば、就業規則上の所定労働時間の平均は38.9時間でした。

1人あたりの月平均の残業時間が20時間以上の施設は0.9%でした。ただし、看護師が勤務時間の前に患者さんの情報収集をすることを慣例としている施設があります。このようないわゆる「前残業」は、半数以上の施設が労働時間としてカウントしていないという実態があるようです。

また、勤務時間外に院内で開催される研修についても、労働時間としてカウントしない施設があります。

さすがにいまはなくなったかもしれませんが、10年前には、病棟の会議、研修の準備や後輩の指導なども、休日に手当なしで行われることが珍しくありませんでした。

日本看護協会もワーク・ライフ・バランスについて声明を出すなど、働き方改革以前から、積極的にこの問題に取り組んできた先輩たちのおかげでいまがあるのだと思います。

命に関わる仕事だからこそ、今後さらに処遇が改善されることを期待しています。

＊…が実施した調査　2019年病院看護実態調査 (https://www.nurse.or.jp/home/publication/pdf/research/95.pdf)

休日

日本看護協会の調査では、週休2日が72.7%となっています。病院の場合、土日も患者さんがいるので、この週休2日というのは、必ずしも土日休みというわけではありません。1週間に必ず2日休める施設もありますが、どちらかといえば、「1か月のうちに8回休みがある」という場合が多いようです。

有給休暇については、「病院や介護施設では希望どおりにならない」くらいに心得ておくとよいでしょう。

「土日祝が出勤にあたる」「同期の友人と休みが合わない」ということは珍しくありません。特に勤め始めて1年目は、1人で過ごす休日の多さに戸惑う人もいるかもしれません。年に2〜3回でも希望の日に休ませてもらえる病院に就職するほうが安心です。

交代制勤務

病院や介護施設の看護師の多くはシフトワークです。シフトをどのように組むかは、施設によって異なります。

日本看護協会の調査では、シフトの組み方で最も多いのは二交代制（58.5%）、次に三交代制（29.5%）でした。

二交代制と三交代制の勤務時間の例とメリット・デメリットを見てみましょう。

▼二交代制と三交代制の特徴

	二交代制	三交代制
勤務時間の例	日勤：8〜17時（8時間） 夜勤：16〜翌9時（16時間）	日　勤：8〜17時（8時間） 準夜勤：16〜翌1時（8時間） 深夜勤：翌0〜9時（8時間）
夜勤の頻度	月に4〜5回	月に7〜9回
メリット	連休が取りやすく、夜勤翌日が休みになるので生活リズムを整えやすい	拘束時間が比較的短いので、子育て中の人や体力にそこまで自信がない人も働きやすい
デメリット	拘束時間が長い。急変などで休憩が取れないと負担が重い	連休が少なく、シフトが複雑で、生活リズムが崩れやすい

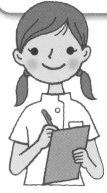

私はインターンに行ったり、就職した先輩に話を聞いたりしました。
様々な価値観がある中で、時給、教育、やりがいなど、どれが自分にとって最も重要かを考える時間を取ることが大切だと思います。

新人ナース

二交代制と三交代制のどちらがよいか

病棟の業務や患者さんの特性によっても、二交代制と三交代制のどちらがいいかは変わってきます。これまでの研究でも、疲労感や職務満足感、精神的健康などが比較されてきましたが、どちらがいいかはいまだに議論が分かれています。

なお、日本看護協会の調査では、二交代制の休憩時間の平均は1.3時間、仮眠時間の平均は0.9時間でした。契約上2時間の休み時間があったとしても、短時間でもすぐに眠れる人以外は、しっかり仮眠を取ることが難しいこともあるでしょう。

実際には休憩室の設備が不十分な施設もあります。休憩室がナースステーション内にあったり、相部屋だったりすると、人によっては気が休まらないことがあるでしょう。インターンや病院見学の際に休憩室の様子を見ておくとよいでしょう。

休憩中もナースコールに対応しなければならない施設もあります。

給与

最近は、高卒と大卒で給与に差を付ける施設が増えてきました。一般企業ではよく見られることですが、これが同一労働・同一賃金の原則に反しないかどうかは、今後の議論を待ちたいところです。

毎月の給与に加えて、正規雇用であればボーナスが出るのが慣例です。ボーナスは、病院の経営状況にもよりますが、基本給の3〜4か月分であることが多いように思います。

年俸制の施設では、1か月ごとにもらえる給与は多めに感じますが、ボーナスは出ない場合があります。

なお、先述の日本看護協会の調査では、昇給は基本的に年功序列としている施設が8割です。一部の施設では、これに役職や能力の評価を併用しているようです。

残業については、前述したとおり、労働時間としてカウントされないことがあります。最近では、給与規定に「みなし残業時間」を入れている施設も増えています。

みなし残業とは、「基本給の中に○時間の残業代を含む」という取り決めのことです。みなし残業の時間内であれば、残業があったとしても、追加の残業代は支払われません。みなし残業の幅は、施設によってまったく異なるので、インターンや説明会で確認しておきましょう。

パートの時給の平均は、助産師1,437円、保健師1,409円、看護師1,396円で、都心部でより高額になる傾向にあります。

▼看護師の平均給与

	新人看護師（大卒）	新人看護師（高卒）	勤続10年（非管理職）
平均給与（月額）	277,472円	264,307円	320,773円

出典：2019年病院看護実態調査 (https://www.nurse.or.jp/home/publication/pdf/research/95.pdf)

育児や介護への配慮

　育児・介護など家族に関わることは、計画的にコントロールすることが難しいものです。

　専門職なのだから若いうちは仕事に集中しよう、という考え方もあります。一方で、歳を重ねるごとに結婚・妊娠の可能性は低くなり、両親の介護が必要になる可能性が高まってきます。「専門職として存分にスキルを伸ばしつつ、結婚も出産もできる」というのが理想的ですが、両立に悩んでいる人も少なくないのが現状です。

　近年、少子化の進展に伴って、働く女性の就労支援や育児・介護の支援については法制度として整備されてきました。女性の多い看護職も例外ではありません。法律に定められた産前産後の休業、深夜勤務の制限、育児休業、時短勤務などが整備されたことはもちろん、法律に定められた以上の支援をしている病院も多くあります。とはいえ、最も重要なのは、独身者も含めて勤務の多様性が確保されることであるように思います。

　現在の仕組みでは、独身者や子どものいない夫婦には選択肢がなく、育児・介護が生じた人にのみ選択肢がある状況です。これでは、独身者や子どものいない夫婦に「割を食っている」という思いが生まれたり、育児や介護を担う人が職場に対して後ろめたい思いを抱えたりする場合があるでしょう。

　そのため近年は、有給休暇を半日単位・時間単位で利用できる制度を多くの病院で取り入れています。また、二交代制と三交代制を選べる施設もあります。今後、医療費の抑制が進んでいく中で給与の大幅な改善が望めないことを考えると、多様な勤務の選択肢が整備されるなどの方向で、待遇改善が進むことを期待したいところです。

column
増える男性看護師

　看護師といえば女性の職業、というイメージが根強く残っています。実際に9割以上が女性で、男性は少数派。しかし、多様性が叫ばれる昨今、看護師業界も例外ではありません。

　男性の看護師は着実に増えています。2018（平成30）年の「衛生行政報告例（就業医療関係者）の概況」によれば、男性看護師は、2008年に44,884人であったのが、2018年には95,155人と10年で倍以上に増えています。

　女性の看護師には相談しにくい悩みを持つ男性の患者さんには、男性の看護師さんが適している場合もあるでしょう。今後、男性看護師の活躍が期待されています。

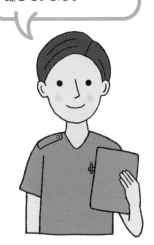

以前は精神科や手術室（OR）、救急室（ER）に男性看護師が多く配置されていました。いまではいろいろな科で活躍しています。

看護師の離職理由・
離職を思いとどまる理由

看護師の離職率は、一般的な離職率に比べてそれほど高い水準とはいえません。その内実を、調査・研究から探ってみましょう。

看護師の離職率と離職理由

　厚生労働省の統計によれば、65歳未満の潜在看護師は71万人とされています。**潜在看護師**とは、資格を持っていて、現在は看護師として働いていない人のことです。日本看護協会の調査[1]によれば、看護師の平均的な勤続年数は9.7年でした。20年以上同じ施設に勤め続けている人の割合は1.3%程度とのことです。

　では、**離職率**はどうでしょうか？　同じ調査で、2018年の正規雇用の看護職員の離職率は10.7%とあります。大卒よりも、高卒のほうが、より離職率が高い傾向にあるようです。一般的な

大卒の新卒採用者の離職率はだいたい10%程度[2]ですから、看護師が特に離職率が高いとはいえません。一般企業も病院も、事業規模が小さいほど離職率が高まるのは同じです。

　看護師はなぜ離職するのでしょうか。内野ら（2015）[3]と齋藤（2017）[4]の研究では、下表のような離職理由が報告されています。なお、内野ら（2015）の調査では、離職した新人に対して、新人看護師にどんな支援があったらよいと思うかを尋ねています。その回答で多かったのは、人間関係の構築と勤務体制の管理だったそうです。

▼看護師の離職理由

新人	・リアリティショック ・職場の人間関係 ・心と体の健康問題
中堅以降	・多忙な業務と重い責任に関わる問題 ・ライフイベントに関わる問題 ・自信喪失・疲弊感に関わる問題 ・人間関係に関わる問題 ・キャリアアップ

1) 日本看護協会, 2019年病院看護実態調査 (https://www.nurse.or.jp/home/publication/pdf/research/95.pdf)
2) 厚生労働省, 新規学卒就職者の離職状況 (平成28年3月卒業者の状況)
　　(https://www.mhlw.go.jp/stf/houdou/0000177553_00002.html)
3) 内野ら, 2015年, 本邦における新人看護師の離職についての文献研究, 心身健康科学, 11(1)：18-23.
4) 齊藤, 2017年, 中堅看護師はなぜ離職するのか 最近5年間の統合的レビュー, 東洋大学大学院紀要, 54：385-405.

離職を思いとどまる理由

離職を思いとどまる理由としてはどのようなものがあるのでしょう。今度は斉藤の研究（2017）に加えて、今井ら（2016）[1] の調査結果を見てみましょう。下表に示します。

看護師の勤続年数からわかることは、新人であっても、中堅であっても、「辞めたくなる・辞めなければならなくなるときがある」ということです。そんなとき、支えになってくれるような職場と出会いたいものですね。

▼離職を思いとどまる理由

新人	・つらいことを理由に1年で仕事を辞めることに対する抵抗感 ・今後について、先輩看護師・同期と話せたこと ・離職したいほどつらいのは当然という思い ・患者の感謝と励ましに多々支えられたこと ・同僚も自分と同じ状況にあると感じたこと ・3年間は生活のために働く ・看護という職業に対する思い
中堅以降	・看護への思い・やりがいの再発見 ・自己の対象化による気付き ・ワーク・ライフ・バランスへの配慮 ・周囲からの承認・支え ・スキルアップへの支援 ・仕事を失うことへの懸念

1) 今井ほか, 2016年, 新人看護師が「離職を踏み止まった理由」：テキストマイニングによる自由回答文の解析から, 日職災医誌, 64：279-286.

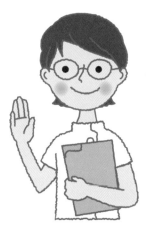

人間関係は離職のきっかけにも、離職を思いとどまるきっかけにもなるようですね。皆さんにもよい出会いがありますように。

ベテランナース

「いい仕事」の見付け方

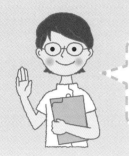

「好きな仕事をすべき」だとか、「適性検査で選ぶ」「福利厚生が大事」などなど、就職について様々なアドバイスがあふれています。私たちはどう考えたらいいのでしょうか。

「いい仕事」につきたい!

昨今では、学生が「いま好きなこと」や「いまの適職診断」で職業や職場を選んでも、将来がハッピーとは限らないという研究成果も出ているようです。

また世間的には、給料が高くて福利厚生が充実している職場が「いい仕事」といわれたりしますが、そうした職場が長時間労働やパワハラの温床になっているケースもあるようです。

幸福度の高い職場とは

ここでは、いい職場の定義を、「わりと健康でハッピーに働ける職場」としておきましょう。

著述家の鈴木祐氏は、そうした「いい職場とは何か」に関する研究を整理し、まとめています。鈴木氏によると、次のような職場は比較的幸福度が高いことが明らかになっています。

▼幸福度の高い職場の条件

①仕事内容や働き方に裁量権がある
②前に進んでいる感覚を得られる
③仕事の性質・価値観が自分の仕事への姿勢に合っている※
④目的・目標・実施すること・評価方法が明確である
⑤作業内容にバリエーションがある
⑥組織内に助けてくれる仲間がいる
⑦どれだけ世の中の役に立っているかがわかる

※仕事への価値観を大別すると、①挑戦・達成する喜びを重視する「攻撃型」、②責任を果たすこと・安定・安心を重視する「防御型」、の2つに分かれる（➡p.11参照）

出典：鈴木祐著，4021の研究データが導き出す科学的な適職，インプレス，2019年より改変

医療従事者の働き方とやりがい

　ひと昔前、医師の中には、自ら進んで病院の中に寝泊まりしている人もいました。彼らは四六時中呼び出されて、いつも疲れた顔をしていました。明らかに労働基準法違反です。

　それでも仕事を続けていたのは、もちろんプロ意識の高さもあったでしょう。同時に裁量権が大きく、患者さんが治ったことを実感でき、患者さんやご家族に感謝されるだけでなく、支えてくれる仲間もいた、ということが理由なのかもしれません。

　日本の制度上、看護師の裁量権はかなり限定されています。また、一人の看護師がヒーローのように活躍することもまれです。それでも、患者さんに感謝される場面はたくさんあり、「幸福度が高まる職場の条件」はそれなりに満たしているといえるでしょう。特に、よい仲間に巡り会えた職場や成長を実感させてくれる職場での経験は、たとえ状況が変わって辞めなければならなかったとしても、一生の財産になります。

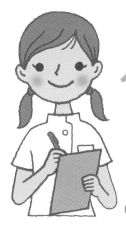

いまの職場は「もしかしたら私には合っていないのかも？」と感じることがあります。

新人ナース

「石の上にも3年」ということわざがあるように、「3年は勤めてみると、仕事が面白くなってくる」という考え方もあります。3年以上勤めている先輩たちの表情を見てみてください。

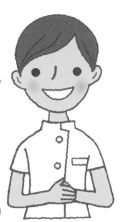

先輩ナース

「最も悪い職場」の見分け方

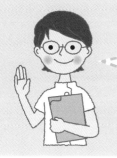

心身の健康は、長く、生き生きと働く上での最低条件です。心身に強い悪影響を及ぼす職場の条件を見ておきましょう。

「悪い職場」の「悪さ」をアセスメントする基準

　完全な職場はないかもしれません。それでも、この職場だけはやめたほうがいい、という職場は確実に存在します。最も悪い職場とは、単にあなたを不幸せにするだけでなく、病気のリスクを高め、寿命を縮める職場です。

　ここでも、鈴木氏の書籍から、「最悪の職場」の条件を見てみましょう。

▼最悪の職場の条件

①オン・オフが不明瞭 ②雇用が不安定 ③労働時間が長い	④無理のあるシフトワーク ⑤仕事の裁量権がない ⑥周囲からのサポートがない

出典：鈴木祐著, 4021の研究データが導き出す科学的な適職, インプレス, 2019年より改変

職場環境と様々なリスクとの関連

　鈴木氏の書籍によれば、これらの条件は、糖尿病、高血圧、肥満、脳卒中、高ストレス、離婚などのリスクと関連しているとのことです。

　特に重要なのは、「①オン・オフが不明瞭」の部分で、「勤務時間外に仕事のことを想起するだけでもかなり体への負担がかかる」という研究もあるそうです。

　近年では職場環境の改善の動きも加速してきました。しかし、数年前まで、勤務時間外でも院内の研修や病棟集会に参加させる病院は珍しくありませんでした。後述するように、いまでもそのような病院があるということは知っておいたほうがいいでしょう。

　完全な職場はありませんが、少しでもよい職場を探すことが、長く働ける職場に出会う可能性を高めてくれます。

シフトワークについての考え方

現状、多くの看護師は、病院や診療所などでシフトワークについています。シフトワークが、すべて同じように体に悪いのでしょうか？

シフトワーク自体が体に大きな負担を強いることについて反論の余地はないでしょう。しかし、シフトワークには種類があります。

看護師の代表的なシフトは、二交代制と三交代制です。二交代制は連休が取りやすい代わり、1回の夜勤が長時間にわたります。三交代制は1回

の勤務が8時間以内になりますが、代わりに夜勤の回数が多く、連休が取りにくくなります（➡p.24参照）。

また、三交代制の中にもいろいろな組み方があります。代表的なシフトをいくつか見てみましょう（下表）。

それぞれにメリット、デメリットはありますが（➡p.24参照）、どちらがどのくらい何にいいのかの定説はありません。

▼代表的なシフト例

1）三交代制の例①　日日深準

日	月	火	水	木	金	土
日勤8〜17時	日勤8〜17時	深夜0〜9時	準夜16時〜	〜1時	日勤8〜17時	休

2）三交代制の例②　日日準準深深

日	月	火	水	木	金	土
日勤8〜17時	日勤8〜17時	準夜16時〜	〜1時 準夜16時〜	〜1時	深夜0〜9時	休※

※翌週は深夜勤務から開始

3）二交代制の例

日	月	火	水	木	金	土
日勤8〜17時	日勤8〜17時	日勤8〜17時	夜勤16時〜	〜9時	休	休

最近では二交代制と三交代制を選べる職場もあるようです。「眠りにつきやすい度合い」や「リズムが崩れても平気な度合い」は人それぞれということを知っておきましょう。

ベテランナース

考えてみよう！
自分の望む生活と実際の職場

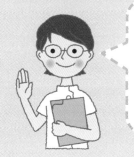

自分がどのような生活を送りたいかを考えてみることが、適職発見への第一歩です。そのためにも、様々な職場の条件を確認し、比較しましょう。ホームページに公開されている情報だけでなく、実際に足を運んで、そこで働いている人の声を聴くことが大切です。

自分の望む生活と、職場の様子を
ワークシートで確認しよう

「自分がやりたい仕事」に携わることができるのは幸せなことです。もしやりたい仕事が明確でない場合は、「進路選択フローチャート(p.120参照)」などを参考に考えてみてもいいかもしれません。ただしその場合でも、「看護師の場合は配属先が選べない場合がほとんどである」という点に注意が必要です。また、学校で教わることと現場での実践には大きなギャップがあり、就職後にショックを受けてやる気を失ってしまう人も珍しくありません。

そういうわけで、「やりたい仕事」とは別に、自分の生活の理想をきちんと考えておくことをお勧めします。

今回は2種類の「キャリアを考えるワークシート」を用意しました。まずは、「ワークシート1」(p.118、記入例p.34)を使って、あなたが就職を考えている施設の、一般的な特徴をチェックしましょう。次に、「ワークシート2」(p.119、記入例p.35)を使って、あなた自身の「自分のしたい生活」をイメージしてみましょう。あなたの人生は、ほかの誰でもなく、あなた自身が選んでいいのです。

▼表の使い方

❶「自分の希望」の列をタテ方向に埋めます (ワークシート2のみ)。
❷【　】内に、候補として考えている仕事 (職種・職場) を書きます。
❸仕事ごとに、各行 (タテ) をタテ方向に埋めます。

ワークシート1の記入例

　「ワークシート1」では、一般的な「良い職場・悪い職場」の条件から、あなたの知る実際の職場をチェックしてみましょう。

　ブランクのワークシートを巻末に用意しましたので、ご利用ください（➡p.118参照）。

▼ワークシート1（記入例）

項目	職場1【中野病院】	職場2【新宿リハ病院】
仕事内容や働き方に裁量権がある	配属先は希望が出せる（選べない）。慣れてきたら日勤常勤・夜勤常勤あり。	配属先は希望が出せる（選べない）。週4日から常勤。
前に進んでいる感覚を得られる	教育ラダーあり（年次で進む）。	教育ラダーあり（年次ではなく、習得したら次に進む）。
仕事の性質・価値観が自分の仕事への姿勢に合っている	特定機能病院で超急性期メイン。治っている実感が得られそう。治療は攻めの姿勢。看護は拘束や投薬など、守りが多そう。	リハビリという部分では、患者さんと考えて挑戦するところもあり、攻める姿勢が必要そう。
目的・目標・実施すること・評価方法が明確	命を救う、という目標が明確。評価は年次による。	機能の再獲得、という目標が明確。評価はラダーによる。
作業内容にバリエーションがある	診療の補助はいろいろ種類がありそう。	介護とリハビリ、いろいろ学べそう。
組織内に助けてくれる仲間がいる	看護学校の同期、先輩が多い。	看護学校の同期、先輩が少ない。
どれだけ世の中の役に立っているかわかる	最先端の治療、という意味で患者さんには感謝されそう。	いい状態で自宅に返せたら感謝されそう。
オン・オフの明瞭さ	研修は勤務時間内らしい。	調査中。
雇用の安定性	安定（任期の定めなし）。	安定（任期の定めなし）。
労働時間	残業は部署による。	毎日1時間程度。
シフトワーク	二交代制。	二交代制と三交代制が選べる。
仕事の裁量権	少ない。「中堅になると違うかも」と先輩が言っていた。	調査中。

ワークシート2の記入例

　続いて「ワークシート2」では、あなたがどのようなライフスタイルを希望しているのかと、実際の職場をチェックしてみましょう。

　ブランクのワークシートを巻末に用意しましたので、ご利用ください（➡p.119参照）。

▼ワークシート2（記入例）

項目	自分の希望	職場1【中野病院】	職場2【新宿リハ病院】
常勤・非常勤	常勤で長く働きたい。	常勤	常勤
所定労働時間・残業	所定労働時間が短く、できるだけ残業が少ないところがいい。	週40時間、残業2〜3時間	週38時間、残業1時間
休日	週休2日以上。夏休み、冬休みがしっかり取れるところ。	4週6休	4週8休（変則）
勤務のリズム	休日が多いらしいのでまずは二交代制。二交代制と三交代制が選べるとなおいいかな。	三交代制	二交代制（手術室のみ三交代制）
給与	低めでもかまわないので、休日が多くて残業が少ないのが大事。	月額28万（手当込み）	月額26万（手当込み）
育児・介護への配慮	子育てにも時間を取りたいので、時短勤務が中学生になるまで取れるほうがいい。	時短勤務：子どもが3歳になるまで	時短勤務：子どもが6歳になるまで

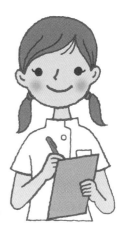

なるほど！
こうして整理すると、自分の希望と実際とのギャップを客観的に知ることができますね。

新人ナース

「働き方改革」と看護師

　「働き方改革」は多様な働き方を可能にする社会を目指す施策です。具体的には、有給休暇の取得を推進したり、時間外労働に制限をかけたりするのがその内容です。

　「働き方改革」がいわれるようになったきっかけは、ある有名企業の若手社員が過労とハラスメントで自殺したことです。看護師の中にも、実際に働きすぎで亡くなった人がいます。2008年に日本看護協会が実施した調査では、2.6％の回答者が過労死してもおかしくないほど働いていました。過労死ラインとまではいかない長時間の勤務者はもっといると考えられます。

　日本看護協会はこの調査以前から積極的に過労問題に取り組んでいます。年々状況はよくなっていますが、それでも現実問題として超急性期の病院でワーク・ライフ・バランスを求めるのは至難の業であることが、まだ珍しくないように思います。

　例えば、17時に帰れる病棟と19時に帰れる病棟とでは、1か月に40時間も就業時間の差が生まれます。働く人が自由にできる時間は、1年で480時間（20日分）も違ってしまうのです。

　休みが20日あったら、あなたは何をしたいですか？　スキルアップのための勉強？　ゆっくり動画を見る？　家族や友達と話す？　家事をやる？　などなど……様々な使い道があるでしょう。

　皆さんは「自分がどんな人生を過ごしたいか」を考えて、それに合った条件の仕事を選択することが大切です。

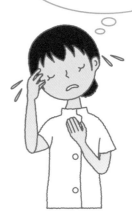

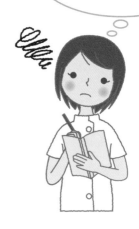

看護師のスキルアップ

看護師のスキルアップの方向性は、大きく分けてジェネラリストとスペシャリスト、看護管理者の3つです。それ以外にも、様々な進路があります。

看護師のスキルアップって？

　看護師の教育には、3つのスキルアップの方向性があります。方向性と上級資格との組み合わせで、何とおりもの進路が考えられるのです。

　看護師の資格試験は、働くにあたって必要な知識の、ほんの一部を問うにすぎません。看護師として働き始めてから熟練の技を身に付けるまでは、10年程度の経験が必要であると言う人もいます。

　日本看護協会は、新卒から熟練までの過程を5段階に分けた**教育指針（ラダー）**＊を紹介しています。この指針を見ることで、自分の実力がいまどのあたりか、どのような教育を受けたらいいかがわかるようになっています。

教育指針（ラダー）はあくまでも目安。去年の自分といまの自分を比べて、成長を確かめましょう。

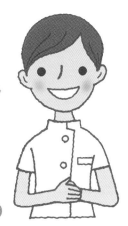

先輩ナース

＊**教育指針（ラダー）**　段階的に教育していくための指針。

看護師の資格を取ってから挑戦できる資格

　看護師の資格があると、関連する他の資格に挑戦することができます。代表的なものに保健師、助産師、養護教諭、各種認定看護師・専門看護師などがあります。以下、それぞれを順に見てみましょう。

保健師

　行政や企業で、集団の健康を守るために活躍します。健康診断やストレスの状況を把握して、集団の特性に合わせた健康教育や面談を行います（➡ p.68参照）。

　産業医と連携しながらの仕事ではありますが、病院の看護に比べると一般的に裁量の大きい仕事です。

　大学・大学院で保健師資格を取れるところもありますが、すでに看護師資格を持っている場合には、保健師学校という選択肢もあります。

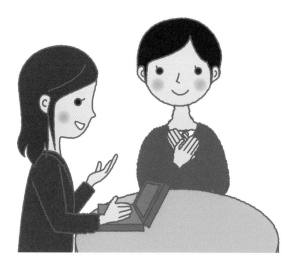

助産師

　助産師はお産の介助を行うスペシャリストです。お産以外にも、思春期から育児まで、女性の健康全般の支援もしています（➡p.73参照）。看護職の中で、独立して開業・実践できる唯一の資格＊です。

　大学・大学院で資格を取れるところもありますが、すでに看護師資格を持っている場合には短大・助産師学校という選択肢もあります。

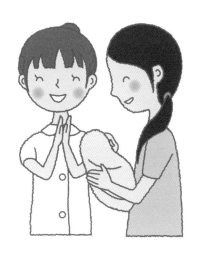

養護教諭

　いわゆる「学校の保健室の先生」です。個別のケアだけでなく、学校全体に教育者として関わります。

　大学・大学院で資格を取れるところもありますが、すでに看護師資格を持っている場合には短大という選択肢もあります。また、看護師資格がなくても、大学の教育学部で取ることができる場合があります。保健師資格があれば、申請で二種免許を取ることができます。

　人気の職種であり、実際に保健室の先生として就職できる人はひと握りです。

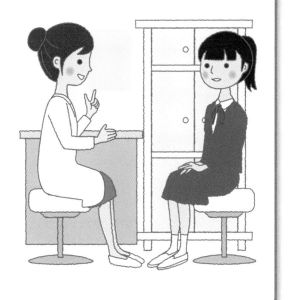

＊**唯一の資格**　看護師は訪問看護ステーションを開業できるが、実務には医師の指示が必要。助産師は正常分娩である限り、医師の指示がなくてもお産を扱うことができる。開業には助産師経験5年以上、お産症例200例以上、助産所での研修などが必要。

認定看護師、専門看護師

専門的な教育を受けた看護師です。実際にケアを行うだけでなく、他の病棟・職種にアドバイスしたり、教育を行ったりすることが期待されています。認定看護師、専門看護師は日本看護協会による資格で、国家資格ではありません（➡ p.50、122、126参照）。また、認定看護師、専門看護師の裁量権は病院によって異なります。

認定看護師や専門看護師による看護外来を設けている施設もあります。しかし、専門性を活かしきれず、通常の看護師と同じように扱っている施設もまだまだ多いようです。

● **認定看護師** （➡ p.122参照）

認定看護師は1年間の教育を受けたのち、試験を受けます。

養成課程に入るには、実務経験5年以上（そのうち希望する分野の実務経験が3年以上）が必要です。研修費用は100万～200万円程度です。取得後5年ごとに更新が必要です。

自費で研修を受けることもできますが、多くの場合、病院の看護部によって選抜された看護師が、休職して学ぶようです。

もし、看護部が休職扱いにしてくれて研修費用を負担してくれるのであれば、キャリアを中断せずに済みます。キャリアを継続することで、それまでの昇給実績や役職を手放さずに済むことが多いのです。

▼認定看護師の分野（テーマ）

感染管理、がん放射線療法看護、がん薬物療法看護、クリティカルケア、呼吸器疾患看護、在宅ケア、手術看護、小児プライマリケア、新生児集中ケア、心不全看護、腎不全看護、生殖看護、摂食嚥下障害看護、糖尿病看護、乳がん看護、認知症看護、脳卒中看護、皮膚・排泄ケア　など

● **専門看護師** （➡ p.126参照）

専門看護師は大学院で養成されるため、短大卒・専門学校卒の看護師は、まず大学卒業資格を得なければなりません。大学院は最短で2年間の修学を必要とします。その間はフルタイムでの就業は困難です。認定看護師と専門看護師の違いは、外から見るとそれほど明確ではありません。

そういうわけで、病院が研修費用を出す場合には、専門よりも認定のほうを積極的に取らせる方向で進むことがあります。

専門看護師がすぐれている点は、大学院教育で論文の読み書きの訓練を受けることです。認定看護師も論文を読む訓練を受けますが、論文を読むことと書くことはまったく別の技能です。専門看護師は、知識を現場に持ち込むだけでなく、現場から知識を生み出す存在としても期待されているのです。

▼専門看護師の分野（テーマ）

がん看護、精神看護、地域看護、老人看護、小児看護、母性看護、慢性疾患看護、急性・重症患者看護、感染症看護、家族支援、在宅看護、遺伝看護、災害看護

看護教員

大学などで教員として働きます（➡p.112参照）。看護に関する教員免許のような資格はありませんが、専門学校と大学とで、教員として採用されるために有利になる条件は異なります。

専門学校の看護教員は、都道府県の「看護教員養成研修」の修了が求人の条件になっていることがあります。11か月間フルタイムの研修で、受講料は30万～50万円程度です。

大学の看護教員は、大学院の修士課程または博士課程を修了することが、一般的な要件です。修士課程は一般的に2年で修了します。学費は大学院によって大きく異なり、国立で150万円程度が必要です。3～5年以上の実務経験があると、採用されやすくなります。

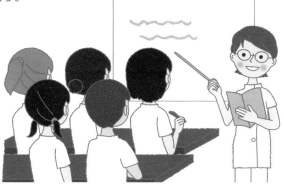

ケアマネジャー

介護を必要とする方やその家族からの相談を受けて、適切なサービスを受けられるように調整します。

看護師は5年以上の実務経験があれば、受験資格を得ることができます。看護師以外にも、介護福祉士などを経験してケアマネジャーになる人がたくさんいます。とはいえ、病院や訪問看護ステーションと関わることが多い仕事なので、看護師としての知識や経験を活かしやすい仕事です。

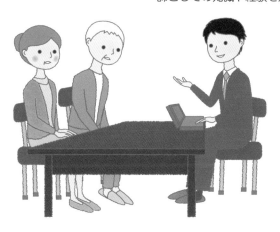

看護師の様々なキャリアパス

若手〜中堅

仕事を覚えていく時期。いろいろな患者、同僚に出会い、成長していく。

●プラスアルファの資格を目指す

保健師

養護教諭

助産師

保健師や養護教諭、助産師の資格を取るなら早めがよい。行政、企業での勤務を希望する場合は若いうちが採用されやすい。
助産師の実習は大変だが、保健師や養護教諭より就労のチャンスが多い。

●ジェネラリストを目指す

ジェネラリスト

いろいろな部署の経験から、広いケースに対応できる看護師になる。多くの病院では3〜5年おきに異動がある。無理に専門資格を取らなくても、一つひとつの症例から学んでいくことで経験値を積むことができる。後輩指導や看護研究に携わる人もいる。

●スペシャリストを目指す

スペシャリスト

特定の領域でのスペシャリストを目指す。臨床経験5年で、専門看護師、認定看護師の研修参加資格を得られる。大学院や専門課程に進み、専門性を高めることができる。自分の外来を持つことができるかしれない。特定行為の研修を受ければ、より実践の幅が広がる。

●他業界への挑戦

様々な他業界の仕事

看護師資格は使わないが、看護師としての知識・ノウハウを使える業界は多岐にわたる。例えば、医療系の出版社では看護師の医療知識は重宝される。他業界への転職は新たな刺激が得られ、挑戦する価値はあるだろう。若いうちに検討するのがおすすめ。

●マネージメントを目指す

看護管理者

病棟の看護師長や訪問看護ステーションの開設者として現場を支援する。経営や地域医療に関する知識を身に付けて、現場とは違う視点で患者さんを支援する。認定看護管理者の資格を持つ者もいる。

●教育者・研究者を目指す

大学・専門学校などの教員

専門学校の教員を目指すなら、1年弱の看護教員養成講習を受けておくと有利（受講資格は臨床経験5年以上）。大学教員を目指す場合は、大学院卒業が必要（博士の学位を有することが望ましい）。3〜5年以上の臨床経験を必要とする場合もある。研究スキルを身に付けるため早めに大学院に進学し、その後、臨床に戻るルートもある。

進路選択フローチャートを巻末に用意しました（➡p.120参照）。

看護師のステップアップと人事

　医師と違って、看護職は望む職場に配属されるとは限りません。また、仮に望む職場に配属されても、数年後にまったく関係のない部署に異動させられることも珍しくありません。助産師や認定看護師などの上級資格を持っていると、異動は多少減りますが、なくなることはありません。

　看護部門は、病院全体の業務をうまく回していくために人を配置する責任があります。ですから、特に総合病院では、希望や資格に関係なく異動させなければならないことがあるのです。

　希望した仕事につけないかもしれないとすると、看護師はどのようにステップアップをしていったらよいのでしょうか。

　私は、2つのやり方があると思っています。

　1つは、異動先で目の前の仕事にコツコツ取り組んでいき、その中で自分のキャリアを楽しむ方法です。異動が多ければ、様々な仕事に対応できるジェネラリストを目指すことができます。また、長いキャリアの中で、上司が認めてくれることで認定看護師や専門看護師など、スペシャリストの道が開けることがあります。

　もう1つは、望むキャリアが達成されるように就職先、転職先を選ぶという方法です。例えば、小児医療の認定看護師を目指すのであれば、単独型の小児病院に就職することも考えてみるべきです。小児病院に就職した場合には、小児医療の認定看護師の受験資格を得られる確率は、総合病院よりもはるかに高くなるでしょう。

　配属先に合わせて努力する、自分の望みに合った施設に移るという以外にも、いろいろな選択肢があります。人生を自分自身で決めてよいのが社会人です。自分が何をしたいか、何ができるかを問いながら、あなた自身の人生を作っていっていただけたらと思います。

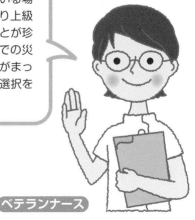

「国際的な仕事がしたい！」など、目標が漠然としている場合は、もう少し絞り込んだほうがいいでしょう。より上級の実践では、自分の専門が何であるかを問われることが珍しくありません。国際的な仕事といっても、被災地での災害救助と平時に行う医療通訳では、求められる技能がまったく異なります。対象者のニーズに合ったキャリア選択を検討してみてください。

ベテランナース

なぜ辞めたい？ タイプ別の対処法（1）：人間関係に疲弊

　人間関係の気疲れによって看護師を辞める人は珍しくありません。看護をはじめとするサービス業の多くは、ときには自分の感情を殺してプロとしてふるまうことが求められます（これを**感情労働**と呼ぶ人もいます）。よくある気疲れには次のようなものがあります。

・患者だけでなく、医師や上司、同僚、助手など四方八方への気配りを求められる。
・絆（きずな）ができる前に、人が入れ替わってしまう。
・後輩が育ちにくい中で、毎年毎年、新人看護師の教育を任される。
・完璧を求める文化の中で常に不安を強いられる。

　気疲れへの対処法についての研究はいくつかあります。以下に代表的なものを紹介します。

●マインドフルネス、認知行動療法

　昨今、急速に普及しているストレス管理の方法です。その第一歩は、自分が感じている「感情」に注意を向けて、その感情を十分に感じることです。悲しんでいる自分、怒っている自分を認めて、「ああ、自分はこう思っていたんだなあ」としみじみ捉えることで初めて、「同じ状況で冷静でいられる人はどう考えているのかな？」「どう考えたらもっと楽になれるかな？」と思う余裕が生まれます。

●アサーティブネス

　言いたいことをぐっとこらえているだけでは、なかなか状況は変わりません。言ってみたところで変わるかどうかはわかりませんが、言わないよりはチャンスが生まれます。思うところをそのまま言ってもわかってもらいにくいときは、相手を気遣いながら、相手と交渉するスキルが必要です。スキルを身に付けるには訓練が必要です。

●人は人、自分は自分、と思う

　新人看護師の研究＊では、対人関係のストレスに対処する方法として、「よい関係を築こうとする」「関係を悪化させて関わりを減らす」「解決を先送りにする」という3つを比較した結果、ストレス軽減に最も関連があったのは「先送り」であったという報告があります。
　「人は人、自分は自分と思う」「そういう人もいるんだなあと思う」といった姿勢が、ストレス軽減のコツなのかもしれません。無理に仲よくしようとしたり、悪口を言ってみたりすることは、それ自体がストレスを増やす結果になることもありそうです。

参考：伊藤絵美著, 折れない心がメモ1枚でできる コーピングのやさしい教科書, 宝島社, 2017年
　　　平木ら, ナースのためのアサーション, 金子書房, 2008年

＊…の研究　加藤, 2007年, 看護学生における対人ストレスコーピングがストレス反応に及ぼす影響, 東洋大学人間科学総合研究所紀要, 7: 265-275.

chapter 2

看護師として働く

看護師として直接患者さんと関わる人たちを紹介します。
大学病院で働く認定看護師・特定看護師、訪問看護ステーションで働く
訪問看護師の3名にインタビューしました。

病院で働く看護師のお仕事

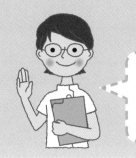

看護師の多くが、病院で働いています。病院ごと・部署ごとに仕事の内容は千差万別です。特に、外来・病棟・手術室は、それぞれが特徴的な仕事です。

外来、病棟、手術室：職場の特徴と看護師の役割

　看護師は、看護部に一括して配属され、そこから外来、病棟、手術室に振り分けられる、という病院が多いでしょう。

　看護部は、業務量やキャリアパスに応じて、看護師を異動させていきます。

　どの部署にも共通する仕事があると同時に、それぞれの部署に特徴的な仕事があります。

▼どの部署にも共通する看護師の仕事

- 患者さんの状態から医師の指示を予測して備える。
- 患者さんの状態から医師の指示を見直して、疑問が生じた場合には確認する。
- 医師の指示を実施する。
- 患者さんの様子や、医師・看護師が実施したことを細かく記録に残す。
- 治療の計画に照らして患者の状態をよく観察し、危険な変化があればすぐに対処する。
- 患者さんや家族が治療について理解し、意思決定できるよう支援する。
- 必要な医材や医療機器を確保し、すぐ使えるようにしておく。
- 必要な書類がそろっているか確認し、なければ確保する。

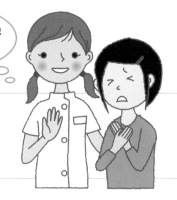

外来では、まず緊急度を判断します。

▼外来で特徴的な看護師の仕事

外来
- 患者さんの状態から緊急度を判断し、診察の順番を組む。
- 診察後の行き先や次回の受診について案内する。
- 電話での問い合わせに対応する。

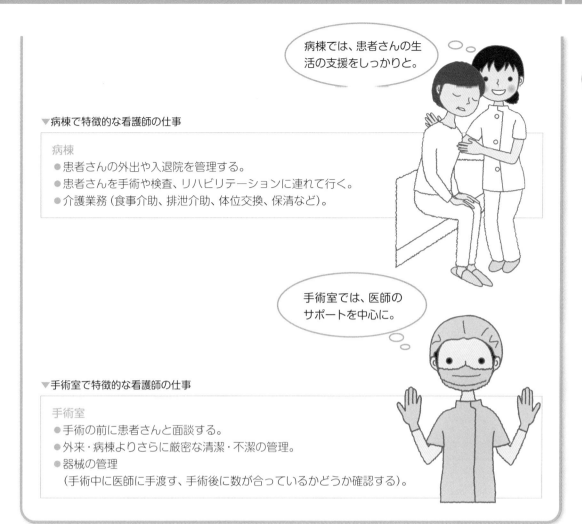

病棟では、患者さんの生活の支援をしっかりと。

▼ 病棟で特徴的な看護師の仕事

病棟
- 患者さんの外出や入退院を管理する。
- 患者さんを手術や検査、リハビリテーションに連れて行く。
- 介護業務（食事介助、排泄介助、体位交換、保清など）。

手術室では、医師のサポートを中心に。

▼ 手術室で特徴的な看護師の仕事

手術室
- 手術の前に患者さんと面談する。
- 外来・病棟よりさらに厳密な清潔・不潔の管理。
- 器械の管理
  （手術中に医師に手渡す、手術後に数が合っているかどうか確認する）。

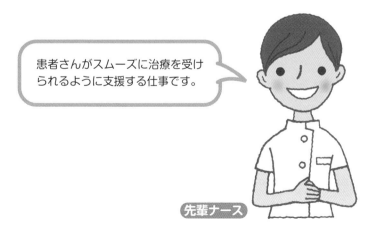

患者さんがスムーズに治療を受けられるように支援する仕事です。

先輩ナース

病棟で働く看護師の 1日・1週間

病院の中でも、特に多くの看護師が配属されているのが病棟です。病棟は、患者さんが集中的に治療を受ける場所であると同時に、患者さんが生活する場所でもあります。

病棟で働く看護師のスケジュール

業務の流れはある程度決まっています。決められたタスクをこなしながら、合間に事務作業をこなし、患者さんのナースコールにも対応します。

日中のシフト（日勤）は、投薬、手術、検査、リハビリテーションなどが集中する時間帯です。これらをさばきつつ、患者さんの食事や入浴、排泄などの日常生活を手伝います。

▼看護師の1日（日勤例）

時刻	業務内容
8：30	出勤、情報収集、申し送り
9：00	ご挨拶、環境整備
9：30	手術、検査、透析、外来出し
10：00	点滴更新、定時ラウンド
11：00	清潔の援助
11：30	経管栄養のセッティング、滴下開始
11：45	食前薬、血糖測定、インスリン
12：00	定時ラウンド
12：30	配膳、食事介助
12：45	下膳、食後薬
13：00	点滴更新
14：00	定時ラウンド、カンファレンス
15：30	記録、申し送り、振り返り
16：00	定時ラウンド
18：00	退勤

▼看護師の一週間（二交代制の例）

日	月	火	水	木	金	土
休み	日勤 　6：00　起床 　7：30　出勤、情報収集 　8：30　申し送り 　9：00　環境整備、バイタルサイン測定、 　　　　手術やリハビリ、検査、透析に 　　　　患者さんを送り出す 10：00　点滴交換 11：00　入浴や排泄の介助 12：00　食事介助、経管栄養 13：00　配薬 14：00　カンファレンス、点滴交換 15：00　手術お迎え、術後の観察 16：00　点滴交換、記録、バイタルサイ 　　　　ン測定 16：30　申し送り、事務作業 18：30　退勤			夜勤 15：30　出勤、 情報収集 16：30〜 翌9：00まで、 バイタルサイン の測定、食事介 助、経管栄養、 投薬、2時間お きの体位変換と おむつ交換、翌 日業務の準備、 事務作業など	明け 10：00　退勤 ブランチ、買い 物、家 でDVD 鑑賞など	休み

定時ラウンドでは、患者さんの様子を観察し、必要に応じてオムツ交換や体位変換を行います。同時に、点滴が計画どおりに行われているか、管が詰まっていないか、といったことを細かく見ていきます。

ベテランナース

私の場合、
・日勤8：30〜17：00で休憩1時間
・夜勤16：30〜9：00で休憩2時間
で働いています。

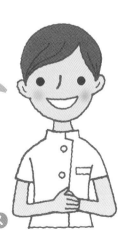

先輩ナース

認定看護師
（大学病院勤務）

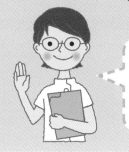

専門看護師、認定看護師には様々な種類があります（➡p.122、126参照）。ここでは、山梨大学医学部附属病院で不妊症看護認定看護師として働く伊藤由衣さんにお話を伺いました。

Q1 認定看護師になるまでの経緯は？

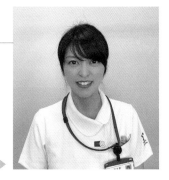

伊藤由衣さん▶

看護職としては9年目、不妊症看護認定看護師としては2年目になります。私は大学4年間で看護師の資格と共に、保健師と助産師、養護教諭2種の資格を取得しました。

その後、大学病院の産科病棟で助産師として6年間働き、7年目に病院からの支援を得て働きながら、不妊症看護認定看護師の教育課程で学び、8年目に認定看護師の資格を取得しました。不妊症看護認定看護師になってからは、不妊治療中の患者が通院する産婦人科外来で働いています。

認定看護師という目標を持って助産師になったわけではありません。5年目あたりから、助産師として分娩管理を自立して行えるようになった楽しさや、産科病棟内の様々なことがわかってきた一方で、助産師であるためスタッフの入れ替わりがあまりなく、妊婦や出産・産後の女性とその家族という限られた方のみとしか関わっていない閉塞的な環境だけにいてよいのか、という疑問を感じるようにもなりました。そんな中、出産後の女性やその家族と分娩の振り返りを行う中で、不妊治療の経験を語る方が少なくありませんでした。

分娩の振り返りとは、分娩を担当した助産師が出産数日後に、今回の出産への思いについて、出産した女性やその家族と共に話をすることで、出産した女性の分娩に対する「わだかまり」を知り、肯定的な体験として捉えてもらえるようにするツールとして使用するものです。これにより、分娩に対する自己肯定感を高め、母親としての次のステップとなる子育てへの心の準備ができるように助けるものといわれています。

当時、当院で出産している方の半数が不妊治療や検査を受けていました。しかし、分娩の振り返りで不妊治療の経験を聞くたびに、助産師でありながら妊娠するまでの過程である不妊に関する知識がないことに気付きました。分娩後も語りたくなるような経験となる不妊治療について知りたいという気持ちが、不妊症看護認定看護師を志すきっかけになりました。

認定看護師になった現在も、いままでやった経験のないことに挑戦する不安やプレッシャーを感じながら、新しい世界や人との出会い、それによる自分の成長を楽しみ、また新たなことに取り組めています。

仕事の内容は？

　不妊治療に関する主な業務として以下のものがあります。

❶不妊症の病態を把握し、社会情勢を踏まえた最新知識をもとに、不妊症看護分野の対象者について統合的・継続的にアセスメントを行い、経過を踏まえた対象者への支援や体制づくりを行っています。

❷不妊治療を受ける対象者に対して、適切な情報提供や相談を行い、治療について納得した上での自己決定ができるように支援しています。

❸治療後の妊娠期から育児期までを健康に過ごせるように、治療中からサポートしています。

❹不妊症看護の実践を通して役割モデルを示し、看護職者への指導・相談対応を行っています。

❺より質の高い医療を推進するため、多職種と協働し、生殖医療チームや連携した他チームの一員として役割を果たしています。

❻生殖医療の特徴を理解した上で、看護の立場からリスクマネジメント＊を行っています。

 認定看護師になるための条件は？

　認定看護師になるためには、看護師国家資格の取得後、通算5年以上の実務研修の経験を持ち、認定看護師教育課程を修了する必要があります。

　私が受講した不妊症看護コースの要件は、

①通算3年以上、不妊症患者の多い病棟または外来等での看護実績を有すること

②不妊症患者の看護を5例以上担当した実績を有すること

③現在、不妊症患者の多い病棟・外来等で勤務をしていることが望ましい

とされていました。

　そのため、看護師の中でも専門性の高い認定看護師を目指す場合には、今後取得したいと考えている分野に関わる部署で経験を積むことが必要になります。

▼不妊症看護認定看護師へのキャリアパス

 看護師国家資格 実務研修（5年以上） 認定看護師教育課程 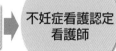 不妊症看護認定看護師

＊**リスクマネジメント**　様々なリスク（危険）による被害を最小限にとどめるように対応策を検討し、管理・運営すること。

Q4 この仕事を通して実現した夢、実現したい夢は？

　私が不妊症看護認定看護師となって実現した夢は、妊娠を望んでいる方やその家族に、妊娠を望んでいる時期に関われるようになったことです。助産師として産科病棟で勤務していたときは、不妊治療や検査への知識不足から、不妊治療後の妊婦さんや出産後の方やその家族から、妊娠するにあたり経験した治療への思いを表出されたときに、患者さんの思いに寄り添う気持ちを持ちつつも、どう関わったらいいのかという気持ちを強く抱いていました。

　また、このような経験を通して、改めて妊娠するのは当たり前のことではなく、尊いものだと再確認させられました。

　これらの経験から、不妊治療の悩みを持つ患者さんやそのご家族の力になりたいと思うようになりました。そのため、不妊症看護認定看護師になり、専門性の高い知識を得た上で、妊娠を望んでいるその時期に関われるようになったことは、夢が実現したともいえます。

　今後、実現していきたい夢として、院内・外での活動があります。院内での活動としては、妊孕性温存治療に力を入れたいと思っています。妊孕性温存治療とは、がん治療をすることで妊娠する力を失ってしまう前に、精子や卵子を保存しておく治療です。

　当院は山梨県内の妊孕性温存治療の拠点病院として、妊孕性温存治療を望む院内外の方への治療を行っています。がん患者が治療後の妊娠という選択肢を持てるように、がん治療前にこの治療法についての情報を知ってもらい、希望したときには迅速に受診できるようになる必要があります。

> 患者さんやご家族に対してわかりやすい説明資料を作ることもあります。

　そのための体制として、まずはがん治療に携わっている医療者が妊孕性温存治療について理解し、患者に情報提供を行えるようになる必要があります。このような体制づくりを、他職種と協力しながら進めていきたいと思っています。

　院外での活動としては、妊娠を望む方やその家族、将来の妊娠を当たり前のこととして考えている世代に対して、妊娠に関する知識の提供を行ったり、妊娠に関する悩みを持ったときの対処方法などを伝えたりしていきたいと考えています。

> 不妊治療に悩みを持つ患者さんやご家族の力になりたいと思いながら、日々仕事に取り組んでいます。

不妊症看護認定看護師

この仕事の中で持っている主な裁量権は？（何をどこまで決めてよいか）

　通常、診察というと医師が行うことが多いですが、不妊相談という独立した看護外来を行っています。この外来枠は、患者や家族が希望することで予約を取ることができます。患者1名または夫婦1組に対して1枠1時間の中で、患者や夫婦から話を聞いたり、必要としている情報提供を行ったりしています。患者や家族が話す内容は個々のケースによって異なるため、その場その場で判断し、対応していく必要があります。そのため、患者についての事前情報をもとに必要になりそうな情報を準備したり、医師や胚培養士など他職種に協力を依頼したりすることもあります。

　この裁量権を維持するためには、それなりの努力も必要です。相談のコミュニケーションスキルを高めるために自己学習を行って相談に反映させたり、患者や家族に対して説明するときは理解しやすいように資料を作成したりしています。

 認定看護師として体験したこと、考えたことは？

　認定看護師として求められる役割は、教育課程の中で学んだことでわかっているつもりになっていました。また、当院にいる様々な認定看護師の活躍を知っていたため、自分も認定看護師になれば自然にできるだろうと思っていたのかもしれません。

　不妊治療中の患者と関わる中で、なかなか治療がうまくいかず、県内でできる検査や治療をし尽くし、今後の治療をどうしていくか選択を考えている患者や家族の方もいます。県外での検査や治療も選択肢にはありますが、不妊治療の場合は一度治療をやめる期間を作る提案をすることがあり、その期間中に生活習慣を見直したり心身を整えたりしてもらう狙いがあります。

　その中で、患者から食事についての相談を受けることもありました。妊娠するために必要な栄養素やその働きについては理解していても、患者が求めている食事に関する情報提供ができていないと感じていました。また、このような現状を医師も問題と考えており、支援できる方法がないか悩んでいました。そのため、認定看護師の先輩に助言をもらい、他部署と連携が取れるように調整を行い、現状を共有することで、既存のシステムを活用した新たなシステムを作ることができました。

　この経験をしたことで、自分だけで解決しようとするのではなく、もっと広い視野を持って活動する必要があると実感しました。現場の声として情報を得られるという強みを活かして発信することで、一人では解決が難しい内容でも迅速に対応できるということを、この経験から学びました。まだまだ経験が少なく未熟なため、多くの方に支援してもらいながら認定看護師として、チーム医療の一員となり、横断的な活動をしていきたいと思っています。

【参考資料】 不妊症看護認定看護師の概要

▼基本データ

必要な資格	看護師国家資格かつ、看護師国家資格取得後、相当する分野における実務経験が通算5年以上（不妊症看護コースの要件として、①通算3年以上、不妊症患者の多い病棟または外来等での看護実績を有すること、②不妊症患者の看護を5例以上担当した実績を有すること、③現在、不妊症患者の多い病棟・外来等で勤務をしていることが望ましい、とされている）
夜勤の有無	なし
モデル年収	400万〜600万円
就業場所	病院、クリニック等

▼1週間のスケジュール

日	月	火	水	木	金	土
休み	\multicolumn{5}{}{出勤8：00〜16：45（毎週水曜日の午後は不妊相談）}					休み

※祝日は休み

▼1日の仕事内容

・医師が子宮や卵巣を見るために行うエコー診察の介助や、不妊治療・検査に必要な注射を実施しつつ、患者と関わるタイミングで、個々の患者の話を聞いたり、必要な情報提供や支援を行ったりする。
・毎週水曜日の午後は不妊相談を受けている（月に8〜12件程度）。不妊治療中の患者やその家族の相談、体外受精に向けたオリエンテーションを行う。
・業務の合間の時間を活用し、医師と患者の情報交換を行ったり、勉強会の資料作成や集計・分析をしたりする。

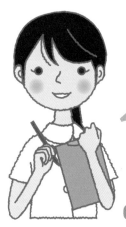

月に数回、土・日・祝日に救急外来での勤務もあり、そこでも不妊治療を行う患者さんの診察介助や採血、注射対応、今後のスケジュールの説明などをしています。

不妊症看護認定看護師

特定行為と特定看護師
（大学病院勤務）

特定看護師は、特別に教育を受けた看護師です。医師が事前に定めた指示の範囲内で、薬剤や医療機器の微調整などを行うことができます。山梨大学医学部附属病院で特定行為の研修に携わる永田明子さんにお話を伺いました。

Q1　永田さんのキャリアは？

現在は山梨大学医学部の附属病院で看護師の特定行為の研修を担当しています。当院は、特定看護師を育成する研修機関＊として指定を受けています。私の主な仕事は、受講生を受け入れることと、研修を修了した方が働く環境を整えることです。

全国的に特定看護師の養成が進む中、山梨県でも特定行為の研修修了者を増やしていく方針が決まり、当院が県内初の研修機関に指定されまし

た。私はこれまでも、院内だけでなく、山梨県看護協会で継続教育に携わってきたので、その経験を役立てられたらと思い、特定行為の研修をサポートする役割を引き受けることにしました。

特定行為研修をより深く理解し、研修を修了した看護師のその後まで含めて考えられるような研修をするには、まず自分自身が受講したほうがよいと思い、静岡県の研修機関で特定行為研修を受講しました。

▼特定看護師へのキャリアパス

病院看護師　　特定行為研修　　特定看護師

＊…を育成する研修機関　正式には、特定行為研修指定研修機関という。

特定看護師とは？

厚生労働省が特別に定める研修[1]を終了した看護師のことです。研修を修了した看護師は、2020年7月時点で2,646人と報告されています[2]。特定看護師は、38種類の医療行為（➡p.58参照）について、医師が事前に定めた方針（手順書[3]）に基づき、処置・投薬を行います。

特定看護師の制度は、在宅医療等の充実を目指して始まりました[4]。病院では誰かしら医師がいて、比較的タイムリーに必要な指示を受けることができます。しかし、在宅や医師のいない介護施設では、必ずしも医師がすぐに来てくれるとは限りません。医師が到着するのを待っていれば、そのぶん患者さんの苦痛が長引いたり、病状が悪化したりすることがあり得ます。

あらかじめ予想される病状の変化については事前に方針を決めておき、実際に変化が起きたときには看護師が微調整しながら実施するほうが、患者さんのためになることもあるのです。

例えば、栄養や水分の管理について特定行為の研修を受けた看護師がいたとします。ある日、この看護師が患者さんの自宅を訪れた際、患者さんが脱水症状を起こしているのを見付けたとしましょう。その際、医師から事前に手順書が渡されていれば、特定看護師は脱水の程度を判断して、見合った点滴を投与することができます。

病院と違って、その場で医師の指示をもらうことはできませんが、手順書と、手順書を適切に使える人（特定看護師）がいることで、病院と同じくらいかそれ以上にタイムリーに処置を行うことができるのです。

現在では在宅医療だけでなく、病院や介護施設など、様々な場で特定看護師の活躍が期待されています。

1) 看護師の特定行為に係る研修制度は、医療介護総合確保推進法に基づいて、厚生労働大臣が指定する研修機関（2020年8月現在222機関）で実施されている。2015年から始まった新しい取り組み。
2) 厚生労働省ホームページ（https://www.mhlw.go.jp/content/10800000/000675121.pdf）
3) 手順書は、医師（または歯科医師）が必要に応じてあらかじめ作成し、看護師に提示する。以下の①〜③のようなことが書かれている。
　①患者の状態がどうなったら、何をするのか、②どんなときには医師に連絡を取るべきか、③医師の連絡先はどこか
4) 厚生労働省, 特定行為に係る看護師の研修制度の概要
　（https://www.mhlw.go.jp/stf/seisakunitsuite/bunya/0000070423.html）

Q3 特定看護師を目指すには？

　特定行為研修を受ける必要があります。研修の受講者としては、おおむね3〜5年以上の実務経験を有する看護師が想定されています。特定看護師には実践場面での判断力や高度な知識・技能が求められるためです。

　研修機関[1]により諸条件が異なります。一般的な研修期間は、1年〜1年6か月ほどです。研修内容は、共通科目とテーマ別科目[2]に分かれています。共通科目では、すべての特定行為に関わる内容を学びます。テーマ別科目では、特定行為の分類（次ページの表の左列）ごとに、必要とされる知識や技能を学びます。いずれも、座学だけでなく演習や実習、試験が含まれます。テーマ別の研修を修了することにより、そのテーマ（区分）に含まれる特定行為を行うことが可能になります。

　研修修了後に、所属施設や対象者のニーズに合った活動をするためには、研修受講前からの準備が大切です。その1つとして、日本看護協会の「看護師の特定行為研修制度ポータルサイト[3]」があります。制度の正しい情報の把握、受講前に準備が必要な内容の確認、ニーズに合った研修機関の検索などが可能です。修了者の実践例や、利用可能な助成金などの情報も掲載されています。また、病院、訪問看護ステーション、介護福祉施設などの特定看護師の活躍を、実践事例で確認することができます。

1) 厚生労働省（https://www.mhlw.go.jp/stf/seisakunitsuite/bunya/0000087753.html）
2) 正式には、区分別科目と呼ばれる。
3) https://www.nurse.or.jp/nursing/education/tokuteikenshu/portal/index.html

特定看護師と認定（専門）看護師、どちらを目指したらいいでしょうか？

新人ナース

働いている施設の特性や方針、実施したいケアの内容によります。まずは自分がどんな患者さんの、どんな悩みを解決していきたいかを整理してみてはどうでしょう？
最近は、認定看護師と特定看護師の研修を統合する動きがあります。特定看護師と認定（専門）看護師では、制度ができた経緯がそもそも異なります。でも、高度な実践という点では、重なっている部分もあります。

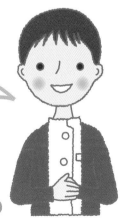

特定看護師

特定行為の種類とその分類

▼21分類38種類（2020年3月現在）

分類（区分）	特定行為
呼吸器（気道確保に係るもの）関連	経口用気管チューブ又は経鼻用気管チューブの位置の調整
呼吸器（人工呼吸療法に係るもの）関連	侵襲的陽圧換気の設定の変更
	非侵襲的陽圧換気の設定の変更
	人工呼吸管理がなされている者に対する鎮静薬の投与量の調整
	人工呼吸器からの離脱
呼吸器（長期呼吸療法に係るもの）関連	気管カニューレの交換
循環器関連	一時的ペースメーカーの操作及び管理
	一時ペースメーカーリードの抜去
	経皮的心肺補助装置の操作及び管理
	大動脈バルーンパンピングからの離脱を行うときの補助の頻度の調整
心嚢ドレーン管理関連	心嚢ドレーンの抜去
胸腔ドレーン管理関連	低圧胸腔内持続吸引器の吸引圧の設定及びその変更
	胸腔ドレーンの抜去
腹腔ドレーン管理関連	腹腔ドレーンの抜去（腹腔内に留置された穿刺針の抜去を含む）
ろう孔管理関連	胃ろうカテーテル若しくは腸ろうカテーテル又は胃ろうボタンの変更
	膀胱ろうカテーテルの交換
栄養に係るカテーテル管理（中心静脈カテーテル管理）関連	中心静脈カテーテルの抜去
栄養に係るカテーテル管理（末梢留置型中心静脈注射用カテーテル管理）関連	末梢留置型中心静脈注射用カテーテルの挿入
創傷管理関連	褥瘡又は慢性創傷の治療における血流のない壊死組織の除去
	創傷に対する陰圧閉鎖療法
創部ドレーン管理関連	創部ドレーンの抜去
動脈血液ガス分析関連	直接動脈穿刺法による採血
	橈骨動脈ラインの確保
透析管理関連	急性血液浄化療法における血液透析器又は血液透析濾過器の操作及び管理
栄養及び水分管理に係る薬剤投与関連	持続点滴中の高カロリー輸液の投与量の調整
	脱水症状に対する輸液による補正

分類（区分）	特定行為
感染に係る薬剤投与関連	感染徴候がある者に対する薬剤の臨時投与
血糖コントロールに係る薬剤投与関連	インスリン投与量の調整
術後疼痛管理関連	硬膜外カテーテルによる鎮痛剤の投与及び投与量の調整
循環動態に係る薬剤投与関連	持続点滴中のカテコラミンの投与量の調整
	持続点滴中のナトリウム、カリウム又はクロールの投与量
	持続点滴中の降圧剤の投与量の調整
	持続点滴中の糖質輸液又は電解質輸液の投与量の調整
	持続点滴中の利尿剤の投与量の調整
精神及び神経症状に係る薬剤投与関連	抗けいれん剤の臨時の投与
	抗精神病薬の投与
	抗不安薬の臨時の投与
皮膚損傷に係る薬剤投与関連	抗がん剤その他の薬剤が血管外に漏出したときのステロイド薬の局所注射及び投与量の調整

引用元：保健師助産師看護師法改正後の法第37条の2第2項第1号，特定行為研修省令第2条及び別表1関係

 Q4　特定看護師制度への思い：山梨大学医学部附属病院の場合

　医師が外来や手術などの診療をしている間も、常に看護師は患者のベッドサイドにいます。医師不在の状況でもタイムリーに患者の病態に合わせたケアをすることができるといわれている特定看護師には、大きな可能性があります。

　大学病院で特定行為を行うことは難しいかもしれませんが、研修で臨床推論力や病態判断力が培われ、日々の看護実践につなげることができると期待されています。

　また、山梨県は全国平均に比べて高齢化率が高い水準で進んでいます。地域医療機関で働く看護師が研修で学び、患者のベッドサイドや生活の場で特定行為を活かした医療・看護をタイムリーに提供していくことで、安心で安全な生活に向けたお手伝いができればと考えています。

Q5 特定看護師として やっていきたい活動は?

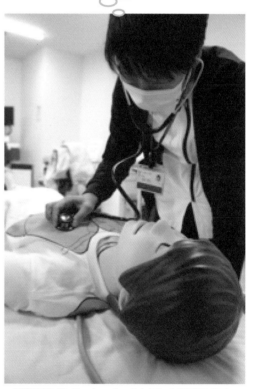

最近のシュミレーターは、とてもよくできています。実戦さながらで演習することができます。

皆さんは、何を大切にしていますか? 私は、幼少時から、人との出会いから得られる経験を積み重ねる中での学びを大切にしています。看護学生のとき、看護師のいろいろな働き方を知り、自分の進む方向性のヒントを得ようと、ホスピスや訪問看護を見学・体験できる海外研修に参加しました。そのとき英国で出会った1人に、「看護師は、人が生きる力を考え、支えることができる仕事、一生学び続けられる仕事だから楽しんで」と言われました。一生学び続けられる仕事に出会えた感謝の気持ちを忘れないように、いまでもときどき英国を訪れるようにしています。

特定行為研修も学び続ける過程の1つです。しかし、仕事と学業の両立は、体力的にも精神的にも大変でした。まだ全国的にも特定看護師は少数ですので、これから先の特定行為研修指定研修機関における仕事でも、新しい制度を施設内に定着させながら、特定行為ができる環境を整えていくには多大な労力を要することでしょう。しかし、県内で働く看護師や看護管理者とのネットワークを作り、1人でも多くの看護師が特定行為研修を受講し、一緒に「人々の生きる」を支えることができる地域づくりに貢献していくことができたら、と思います。

▲模擬患者 (シミュレーター) を用いた演習の様子

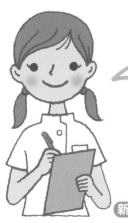

特定看護師になるのは大変そうだけど、いつかは挑戦してみたいです!

新人ナース

訪問看護師
（訪問看護ステーション勤務）

入院期間を短くするという国の方針を受けて、地域・自宅で療養するためのサービスが注目されています。訪問看護は、自宅で過ごす患者さんにきめ細かく関わる仕事です。なごみ訪問看護ステーションで働く訪問看護師の小林美智代さんにお話を伺いました。

Q1　どんな仕事？

　自宅で暮らす患者さんの健康状態の悪化を防止したり、病状改善のための手助けをしたりするお仕事です。在宅の領域では、患者さんのことを「利用者さん」と呼ぶことがあります。私たちは、利用者さんとご家族の家を訪れて、健康状態の観察や必要な処置、リハビリを行います。

　医療上のサポートを通じて、利用者さんとご家族が在宅で希望する生活を送れるようにすることが、私たちの使命です。同僚だけでなく、医師やケアマネジャー、ソーシャルワーカー等と情報を共有しながら仕事を進めています。

▼在宅医療における、患者を取り巻く医療関係者

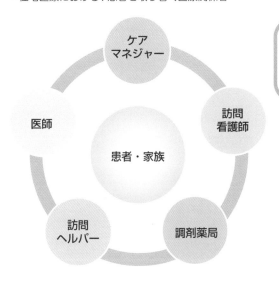

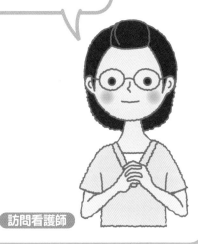

訪問看護師は様々な職種と協力して業務にあたっています。

訪問看護師

Q2　訪問看護師として働く環境は？

訪問看護師が利用者さんを訪問する場合は1人であることが多いです。病院で勤務しているときよりも、自分で判断しなければならない場面が増えました。

裁量が増えたことは一方で責任を持つことでもあり、自分の判断がベストであるかどうか、より慎重に考えるようになったと思います。相談できる人の存在は心強いものです。

その点、私の働いている訪問看護ステーションでは、看護師、リハビリスタッフ（理学療法士、作業療法士、言語聴覚士）、事務スタッフを合わせて70名程度が在籍し、ステーション内で他職種を交えた相談がしやすい環境にあります。

電子カルテを導入しているので、現場で処置の判断に困ったときなどは写真を撮って共有し、その場ですぐに相談できることも強みです。

認定看護師が多く在籍しており、ケアの相談ができるのはありがたいことです。

在宅ではストーマや褥瘡、認知症などでお困りの利用者さんも多く、複雑なケースでは皮膚・排泄ケア認定看護師、認知症看護認定看護師に相談しながら進めています。

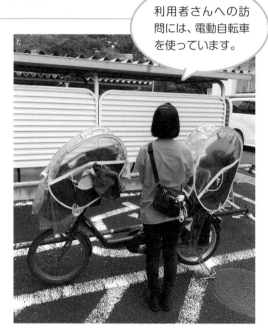

利用者さんへの訪問には、電動自転車を使っています。

制度やサービスに関する知識が豊富な訪問看護認定看護師は、在宅で療養するための複雑な行政手続きや制度について相談に乗ってくれます。

Q3　訪問看護師になるにはどうすればいいの？

看護師免許取得後、訪問看護ステーションへ応募します。大学で学んだ地域看護の知識が役立ちます。保健師資格は必須ではありませんが、資格取得の際に勉強したことは役立つでしょう。

私の在籍する事業所では、数年間の病院での勤務経験がある人が多いです。いろんな分野の経験者がいて、教え合ったりできるのが利点ですね。私自身も病院勤務を経て入職しています。病院勤務時代には、新人教育が充実していて基礎技術をみっちり学ぶことができました。

いまは病院での勤務経験がない新卒を採用する事業所もあるようです。いずれにしても、フォローしてくれる体制があること、また、様々なケースから学び取る姿勢が大切です。

Q4 この仕事を通して実現した夢、実現したい夢は?

実現したい夢は「人の役に立つ」ということ。ある程度実現していると思いますが、さらに実現し得る余地があると思っています。

看護は、自分の仕事の結果がダイレクトに返ってきます。自分の行動が相手のためになったかどうか、わかりやすいところが好きです。病院にいたころは毎日関わるぶん経過も見えやすく、結果もより早期に実感できたような気がします。

訪問看護では、病院よりずっと限られた時間と人手でサービスを提供しなければなりません。その中で、対象者のニーズを引き出す力や、限られた資源で望む状態に近付けるための方法を思考し、調整する力が問われます。

自分がスキルアップすることで、「人の役に立つ」人材になれると考えています。

Q5 この仕事の中で持っている主な裁量権は? (何をどこまで決めてよいか)

これはすごく難しい質問です。本当に小さいことですが……、「昼食をどの事務所で取るか」とか、「どのルートを通って訪問するか」などですね。書類仕事に関していえば、大まかな書類の期限はあるけれど、期限を守れば書類作業の進め方は自分で調整できます。

自分が主担当の利用者さんに関しては、どのようなケアをどのように提供するか、ケアの構成を決めることができます。

もちろん、ケアマネジャーの作成するプランに従い、利用者さんやご家族の希望に沿った上でケアをするということです。

例えば、週3回訪問するとき、月・金曜は入浴介助と創部処置をメインに、水曜は内服の確認やセットをメインにすると決めて、主担当以外の担当スタッフにもお願いすることができます。

困ったとき、迷ったときは先輩方に相談します。チームのカンファレンスの議題に挙げるかどうかも自分で決められます。

例えば、誤嚥性肺炎を繰り返す利用者さんの経口摂取や補液の頻度など、自分が迷ったり、困難に感じたりしていることを共有・相談することができます。

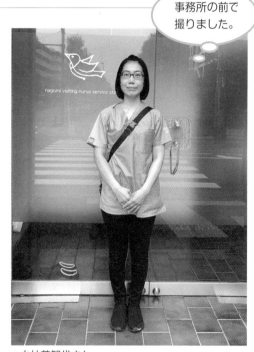

事務所の前で撮りました。

▲小林美智代さん

ご家族への対応について葛藤があったときも、チームで共有して気持ちの整理がつくことがありました。自分の裁量にこだわらず、思い切って相談しようと決めることも技量のうち、というところでしょうか。

【参考資料】訪問看護師の概要

▼基本データ

必要な資格	看護師免許
夜勤の有無	なし（オンコールあり）
モデル年収	勤続3年目、オンコールあり、時短なし：480万〜510万円 全国平均（経験年数1〜4年）：389.4万円
就業場所	訪問看護ステーション（単立、病院や診療所の併設など）

▼1週間のスケジュール

日	月	火	水	木	金	土
休み	出勤9：00〜17：00 （定時18時：1時間時短勤務で早く帰っています）					休み

※「火〜土曜日が出勤で、日・月曜日が休み」「木〜月曜日が出勤で、火・水曜日が休み」のスタッフもいます。

▼ある1日のスケジュール

午前	午後
5：30　起床、身支度 6：30　朝食 7：30　朝食片付け、子どもたちの身支度手伝い、出勤準備 8：00　次男保育園へ送り、長男小学校へ見送り 8：25　事務所へ出勤 8：30　情報収集 9：00　始業、朝会 9：30〜　30分〜1時間程度の訪問を4〜7件/日実施。 　　　　電動自転車で移動。調子が悪くなった方の臨時訪問が急遽入ることも。 　　　　まれに往診の同行や病院での退院カンファレンスに参加。 　　　　空き時間は事務所で訪問記録の入力、書類作成、ケアマネジャーや往診医への連絡等。 　　　　昼食は訪問の合間に、近い事務所で取る。たいてい12：00前後。	12：30〜13：00 カンファレンス 　　　　週1回、チーム別に情報共有や困っていること、相談したいことを話し合う。 17：00　退勤（17：00まで訪問があったら直帰） 17：30　次男保育園の迎え、帰宅 18：00　長男帰宅、入浴 18：30　夕食準備 19：00　夕食 20：00　夕食片付け、洗濯 21：00　子どもと共に就寝（起きていられない）

認定看護師、専門看護師、特定看護師はどう違う？

　いずれも看護師国家資格を取得し、一定の勤務経験を経て、さらに学習を深めた看護師です。

　これらの特別な看護師をどのように活用するかは病院次第です。専門外来を開く、または医師とチームを組んでいろいろな病棟で相談を受けるなど、様々な活躍が報告されています。もちろん、専門知識と技能を身に付けた上で管理職になる人や、スタッフとして病棟で通常の勤務をしている人もいます。

▼専門看護師、認定看護師、特定看護師の違い

種類	研修を受ける条件	研修期間	試験	更新	活躍の場
専門看護師	実務経験5年（うち3年は認定分野の実務）	2年間（大学院修士課程）	あり	5年	病棟看護師へのアドバイス、専門外来での判断・ケア、教育・研究
認定看護師	実務経験5年（うち3年は認定分野の実務）	6か月以上	あり	5年	病棟看護師へのアドバイス、専門外来での判断・ケア
特定看護師[1]	実務経験3〜5年以上	半年〜2年[2]	なし	なし	訪問看護ステーション、介護施設、病院など

1)「特定看護師」は通称で、厳密には資格ではない。修了証が与えられる。
2)研修を実施する施設による。

　近年では、特定看護師の養成プログラムと認定・専門看護師のプログラムを統合する動きもあります。特定看護師として研鑽を積むと、これまで看護師ができなかった処置を、医師の指示のもとで行えるようになります。

　特定看護師であっても、看護師である限りは、医師の指示・監督が必要です。特定行為の設定により、医師が「看護師に頼んでよいこと」は増えました。しかし、看護師の裁量権はいまだに厳しく制限されています。

　また、「できるようになること」と「責任を持つこと」は表裏一体です。看護師がより多くの処置を行うようになることが、よいことなのかどうかを含めて議論がなされています。

　なお、保健師・助産師は歴史の長い上級資格で、看護職でありながら一定の裁量権が認められています。一方、専門看護師、認定看護師、特定看護師は、まだできたばかりの制度です。裁量権も含めて、今後の先輩方の議論に注目したいと思います。

勉強を続けよう

　医療の世界は日進月歩です。医師だけでなく、看護師にとっても最適なケアを提供するためには、日々の勉強は欠かせません。でも、「ふだんの仕事に追われていて、どう勉強すればよいのかわからない」という方もおられると思います。大切なのは目標設定だと思います。資格取得を目標にすると、勉強のモチベーションを維持するのに役立ちます。

　とはいえ、専門看護師や認定看護師はハードルが高めです。民間資格も検討してみる価値はあるでしょう。日本看護学会や日本看護協会、各種医学会では、セミナーや勉強会を開催しています。これらを活用するのもよいでしょう。専門性をより高めたい場合には、大学院進学も視野に入れて勉強します。修士課程修了後には、専門看護師への挑戦が可能です。

　勉強することで可能性は広がります。がんばってくださいね！

▼他にもある、取得しておくと役立つ主な資格

糖尿病療養指導士／日本運動器看護学会認定運動器看護師（JSMNC）／骨粗鬆症マネージャー／臨床心理士／思春期保健相談士／認知症ケア専門士／医療環境管理士／学会認定自己血輸血看護師／BLSヘルスケア／ACLS・PALSプロバイダー　など

chapter 3

保健師、助産師として働く

保健師・助産師は、より大きな裁量権を持ちます。
企業で働く産業保健師、大学病院で働く助産師にインタビューしました。

保健師（企業勤務）

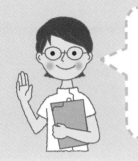

産業保健師は、産業医と協力し、個人、集団、組織の健康問題の解決と病気の予防のために活動します。労働者に寄り添い、労働者が自分自身で健康問題を解決し、その人らしい職業生活を送れるように支援します。産業保健師として働く田中亜希子さんにお話を伺いました。

どんな仕事？

保健師が働くフィールドは多様です。行政、医療そして産業があります。

特に産業のフィールドで働く保健師が産業保健師です。産業保健師は産業医と共に、企業で働く労働者の健康管理を行います。主に健康診断結果をもとに労働者に個別面談をしたり、集団の健康診断データから課題を抽出したりします。もちろん、職場で生じた外傷や急病などにも対応します。それぞれを詳しく見てみましょう。

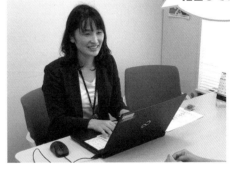
▼産業保健師の田中亜希子さん

健康診断のデータを分析して課題を抽出しています！

労働者の健康診断結果を確認し、課題がある労働者に対して個別面談

元気に働くことを妨げる様々な健康上の問題への対処が求められます。青年・壮年期の健康問題はもちろん、育児や介護問題などについても相談に応じます。

特に多い課題は、治療の継続が難しいケースや転勤などの環境変化による治療の自己中断です。これらについては、健診結果でデータの変化に気付き、面談で状況を確認するなどの対応が必要です。

しかしながら実際には、業務多忙やプライベートな問題で健康管理を後回しにする労働者も少なくありません。

そこで、健診結果は産業医が行う就業可否の判断にも関わる大切なものであることを丁寧に説明して、元気に働くために健康管理が重要であることを理解してもらえるよう支援します。

　また、本人の同意のもと、主治医と情報を共有し、長期的に重症化しないように支援するケースもあります。

　本人が通院をやめてしまうと、病院側はその後の対処はできませんが、産業保健は、法定義務である定期健康診断で確認を続けることが可能で、これは産業保健の強みだと考えられます。

　近年では、メンタルヘルス不調への対応も増えています。

　これについては、面談により重症度をある程度判断し、必要ならば心療内科や精神科への受診につなげるなどの対応が必要です。

　とはいえ、精神科受診に抵抗感のある方も多く、体調がすぐれなくてもなかなか受診しない方もおられます。

　そこで産業保健師が定期的な面談を継続し、本人のわずかな変化を見逃さないようにして、自己決定を尊重する支援をしています。

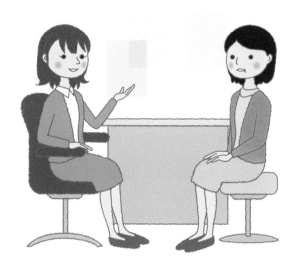

健康診断データやストレスチェックの結果から
集団の課題を抽出して対処

　職場巡視や組織間での交渉を通じて職場の環境をより健康志向に変化させることも大切な仕事です。産業保健に特徴的な課題は、労働災害、過重労働、メンタルヘルス（休職・復職支援）などです。

　働き方改革、女性労働者の増加、グローバル化、高齢化、法改正など、世の中の変化に敏感に対応していく必要があります。

職場で生じる外傷の応急処置、急病への対応

　通勤中の外傷という軽度のものから、作業中に生じる切断や骨折などの外傷、心筋梗塞・脳卒中といった重度な急病まで、最優先で対応します。

　産業医の不在時、救急車を呼ぶタイミングや受診までの的確な指示は看護職が出すことになります。毎日起きることではありませんが、大切な役割です。

Q2　産業保健師になるにはどうすればいい?

　保健師資格取得後、企業から出される求人に応募します（保健師資格の取得方法➡p.80参照）。

　産業保健師は1事業所に1名配置の場合と、複数名配置の場合があります。

　1事業所に1名配置の場合には、応募要件として保健師経験や臨床経験が求められることもあります。保健師複数体制の場合は、新卒募集もあります。

　いずれにせよ、Word、Excel、PowerPoint、メールの操作などのパソコンスキルは必要不可欠です。入職後の課題解決のためには、カウンセリングスキル、プレゼンテーションスキル、統計スキルなどの力を磨いておくとよいでしょう。

▼産業保健師へのキャリアパス

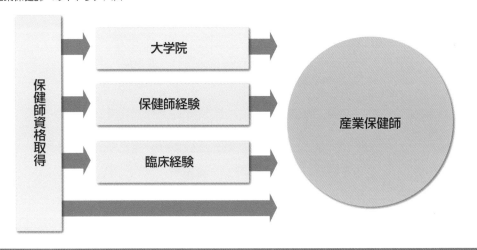

 Q3　この仕事を通して実現した夢、実現したい夢は?

　現代の情報社会の中で、正しい健康情報を知らないためにつらい思いをする人を減らしたいです。そのために、学会やeラーニング、書籍で、最新の医療知識を学び続けるよう努力しています。わかりにくい医療情報をわかりやすい言葉で伝えることを目指しています。

　また、保健指導は一期一会の大切な機会であると考え、その方がすぐに行動変容できるよう、具体的な解決策を一緒に考えるようにしています。

　一人で思い悩む時間ほどつらいものはないと思います。相談を受けてもすぐに解決できないこともありますが、共に悩むことで少しでもお役に立てたらと考えています。

　ライフステージで最も長い働く期間を、いきいきと幸せに過ごす方が増え、明るく希望のある世の中にしたいです。

　私自身、学生時代に臨床経験が長い先生の話がとても心に残りました。そのため、看護学生さんに産業保健現場からの生の声を届ける活動は、ライフワークとして続けていきたいと考えています。

Q4 この仕事の中で持っている主な裁量権は？（何をどこまで決めてよいか）

産業医と相談しながら業務を進めることが前提となりますが、産業医は勤務日数が限られていることが多く、日常業務は保健師の判断で行います。

個別の労働者に対して行う保健指導は、医師の指示なしで、保健師独自の判断で実施できます。

社内の健康関連イベントや研修会の内容、メールマガジンでの情報発信内容など、自由度は高く、アプローチ方法も自身で決められます。

対応が難しいケースや新たな課題については、定期的な勉強会（さんぽ会 http://sanpokai. umin.jp/）で得られる他社の対応事例を参考にしています。そこでは、産業保健師だけでなく、産業医や人事労務、心理士、栄養士など様々な職種の方と意見交換ができます。

【参考資料】 産業保健師の概要

▼基本データ

必要な資格	保健師国家資格、看護師国家資格、衛生管理者（保健師の場合は申請により取得可能）
夜勤の有無	なし
モデル年収	350万～550万円
就業場所	事業所、健康保険組合、健診医療機関、企業内診療所など

▼1週間のスケジュール

日	月	火	水	木	金	土
休み	9：00始業 ・保健指導 ・健診データ分析 ・健康講話資料作成	9：00始業 ・健康診断結果の確認 ・保健指導	9：00始業 ・産業医出務日 ・産業医面談同席 ・職場上司と打ち合わせ ・衛生委員会参加	9：00始業 ・保健指導面談 ・職場巡視 ・健診データ分析	9：00始業 ・健康相談 ・メンタルヘルス相談 ・資料作り	休み
	17：30終業	17：30終業	17：30終業	17：30終業	17：30終業	

・健康診断や保健指導は、あらかじめ年間計画・月間計画を立てる。
・大枠のスケジュールはあるが、それ以外は優先順位を自分で判断して取り組む。
・データをまとめる時間や説明内容を練る時間なども、業務時間の中で確保する。

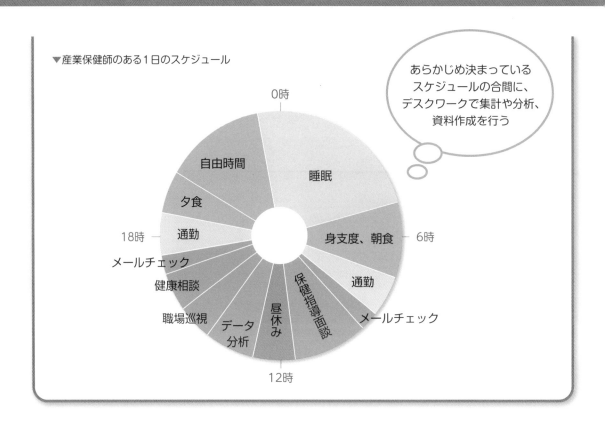

▼産業保健師のある1日のスケジュール

あらかじめ決まっている
スケジュールの合間に、
デスクワークで集計や分析、
資料作成を行う

0時

睡眠

自由時間

夕食

通勤

18時

メールチェック

健康相談

職場巡視

データ分析

昼休み

保健指導面談

身支度、朝食 — 6時

通勤

メールチェック

12時

1日のスケジュールを見ると、
パソコンなどのスキルが必要
そうですね！

新人ナース

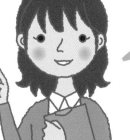

個別の面談や応急処置など、同時並行で多く
の人と関わり、様々な課題に向き合います。

産業保健師

助産師（産科勤務）

助産師は女性の妊娠・出産をサポートする専門職です。東京女子医科大学病院の産科で助産師として勤務する本末舞さんにお話を伺いました。

Q1　どんな仕事？

　助産師は、分娩の介助だけでなく、妊婦や産後の女性のケア、育児の指導などを行います。医師と協働しながら生命を支える仕事です。

　また、助産師には医師と同様に独立的業務が認められています[1]。助産師は女性しかなることができない職業です。

　2018年現在、日本には約3万7000人の就業助産師がいます。我が国の出生数は年々減少傾向にありますが、2019年には約86万の赤ちゃんが誕生しました。

　助産師の主な仕事には、分娩介助、妊婦健康診査、保健指導など様々なものがあります。それぞれを詳しく紹介します。

分娩介助

　正常経過に限っては、助産師自らの専門的な判断と技術に基づき、分娩介助を行います。病院では、早産や母体合併症、胎児合併症、出血過多などの異常の際には、医師と協働し、分娩経過を支援しています。

妊婦健康診査

　妊娠経過が順調かどうか、妊婦と胎児の状態を判断していきます。また、異常の早期発見に努め、異常時には医師に報告し、受診の調整を行っていきます。

1）保健師助産師看護師法（保助看法、1948年制定）：「助産師」とは、厚生労働大臣の免許を受けて、助産又は妊婦、じょく婦若しくは新生児の保健指導を行うことを業とする女子をいう。（第3条）

保健指導

　児の誕生を迎えるにあたり、親となる過程を支援していきます。育児物品の準備のみでなく、育児の知識や技術の習得、心の準備を助けることも大切です。

　新たな家族が増えるということは、家族のメンバーそれぞれの役割が変化していく必要があるため、変化への受け入れ過程をサポートし、共に考えていきます。

　また、正常な妊娠経過となるよう、食事指導をしたり睡眠と活動のバランスを共に考えるなど、生活の見直しも行っていきます。さらに、危険なサインについても伝えて、妊婦さん自身が異常時に受診行動を取れるようにする、という教育的役割も担っています。

褥婦・新生児の世話

　出産後は、体が妊娠前の状態に戻っているか判断していきます。さらに、退院後の育児に向け、だっこやおむつ交換、沐浴、授乳などの方法を身に付けられ、安全に育児を行えるよう支援しています。

精神的支援

　妊娠・出産後の時期はホルモンバランスの変化に加え、慣れない育児に睡眠不足などが重なり、精神的に不安定になりやすいときです。そのため、妊娠期から妊婦さんの出すSOSに注意しつつ、ソーシャルサポートの調整などを行っていきます。

　出産後は、産後うつを発症しやすい時期を考慮して出産後2週間健診を実施し、また1か月健診時にも精神的な不調がないか査定していきます。病院によっては、産後に電話訪問を行っています。

乳房ケア

　乳房のトラブルが生じないよう、妊娠期からケアを行っています。また、出産後は授乳の仕方を指導したり、母乳分泌がよくなるようマッサージや食事指導を行います。

　退院後に乳腺炎など乳房トラブルを生じることも多く、母乳外来にて乳房マッサージや、児の栄養方法の提案などを行っていきます。

地域母子保健

　出産後の児の養育において支援が必要であると考えられる場合は、生活の拠点である地域の保健福祉機関と連携しつつ、妊娠期から面談や家庭訪問を行って情報の共有と連携を図っていきます。

　このほかにも、受胎調節実施指導と呼ばれる避妊器具の指導や、各業務に付随した書類の作成・交付の義務があります。また、妊娠期に限らず女性の生涯における性と生殖に関する健康支援も、助産師の大切な仕事の1つです。

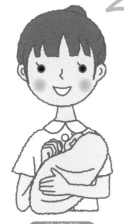

助産師には、女性の健康を支援する役割があります。出産は大量出血を起こす危険もあるので、お母さんと赤ちゃんの2つの命と倫理を大切にしています。だから、助産師には豊富な知識も必要ですし、相手の価値観に沿った意思決定支援もしています。責任が重いぶん、裁量も大きい仕事です。

助産師

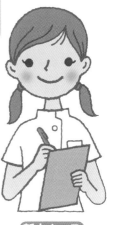

助産師さんは赤ちゃんを取り上げるだけじゃないんですね。

新人ナース

助産師になるには？

現在、助産師になるには8種類の教育形態があります。自分の状況・条件に合った教育機関を選択することができます。

❶実践型の大学院修士課程である専門職大学院 (2年間)
❷修士の称号と助産師の受験資格が取得できる大学院修士課程 (2年間)
❸大学卒の学生が入学できる大学の専攻科 (1年間)
❹専門学校卒も入学できる大学の別科 (1年間)
❺大学4年間の中で資格の取得できる大学の選択課程
❻短期大学の専攻科 (1年間)
❼専門学校 (1年間)
❽各種学校 (1年間)

「助産師になろうとする者は、助産師国家試験及び看護師国家試験に合格し、厚生労働大臣の免許を受けなければならない」(保助看法第7条2項)と定められており、看護師免許がなければ助産師免許を取得できないという特徴があります。

就職先に関しては、病院によって産科単科の場合と、産婦人科や混合病棟など様々です。助産師は看護職の1つであり、病院によって助産師採用の場合と看護師採用の場合があります。看護師と助産師を一括で採用している場合には、必ずしも助産業務に従事できるとは限らないため、しっかり確認した上で就職先を選択することをおすすめします。

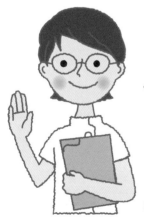

助産師になるには、助産師教育機関に入学して必要な科目を履修し、助産師国家試験受験資格を得て国家試験に合格してから、助産師籍に登録しなければなりません。助産師になるためのキャリアパスを後述しましたので、参考にしてみてください (➡p.80参照)。

ベテランナース

Q3　この仕事を通して実現した夢、実現したい夢は？

　私は、助産師として臨床経験を積む中で、根拠を持って看護を行いたいと思い、大学院に進学しました。大学院では、母性看護の専門看護師（CNS＊）に必要な知識・技能を学び、卒業後、母性看護CNSの資格を取得しました。

　大学院進学前の私の看護は、「○○と考えられる」というアセスメントにとどまっていました。しかし、現在はアセスメントひとつとっても、考えられることをたくさん挙げるのではなく、見極めを行っています。それは、経験知と理論知を融合することで可能になってきました。

　例えば、精神疾患のある妊婦さんに対し、精神状態から経腟分娩が難しいのではないかと医師が考えていた事例に対し、私は、陣痛の痛みに対しパニックになる可能性も考えられるが、母子の状態からして経腟分娩は可能であると判断しました。そして、何よりも妊婦さん本人の思いが一番重要であることから、ご本人に思いを伺った上で医師に妊婦さんの思いを代弁しました。そして、助産師としての見立てを伝え、医師と検討した結果、医師も医学的に帝王切開をしなければならない状態ではないことを考慮し、分娩進行中の精神

面の支援を助産師に託してくれ、その妊婦さんは無事に経腟分娩にて元気な赤ちゃんを出産されました。

　このように、看護とは何かを考えながら、多職種多領域のスタッフが協働し、母子とご家族にとって最善のケアを行えるような現場を作っていきたいと思っています。

　また、医療の進化や社会の変化に伴い、出産年齢の高齢化や病気を持った方々の妊娠も増えています。しかし、助産師は妊娠後から関わり始めることが多いのが現状です。病気を抱えた女性が、妊娠・出産・育児期をよりよい状態で迎えられるようにするため、専門看護外来を開設して妊娠前から支援を行っていきたいと考えています。母子およびご家族が何を望み、そして母性看護CNSに何ができるのかを考えています。

　そして、母子とご家族が安心してケアを受けられるよう、多職種から信頼してケアを任せてもらえるよう、助産師の実践能力の向上に向け、基礎教育の段階から教育的役割を担っていけたらと思っています。そのためには、私自身が向上心を持って学習し続ける必要があると思っています。

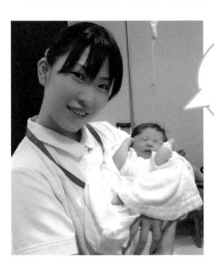

私が取り上げた姪っ子です。助産師は、大切な家族の大切な瞬間に寄り添うことができます!!

＊ CNS　Certified Nurse Specialistの略。

Q4 この仕事の中で持っている主な裁量権は？ （何をどこまで決めてよいか）

助産師は、正常な妊産婦のケアについては医師の指示を受けずに行うことができます。また、助産師は助産所を開業することができます[1]。

ただし、正常から逸脱している場合には、医師の診療を受けるよう対応していく必要があります[2]。そのため、医師や地域保健福祉機関などと常に連携を図りつつ業務にあたります。

また、乳腺炎が原因で母乳育児に困難をきたしている女性に対して、乳房のケアや生活指導を行う場合、そのアセスメントやケアの内容については助産師にも裁量が認められ、診療報酬上も評価されるようになりました[3]。

助産師免許取得後も、専門看護師、認定看護師、CLoCMiP レベルⅢ認定[4] など、様々なキャリアアップの方法があります。

1) 医療法第2条。
2) 保助看法：助産師は、（中略）異常があると認めたときは、医師の診療を求めさせることを要し、自らこれらの者に対して処置をしてはならない。ただし、臨時応急の手当については、この限りでない。（第38条）
3) 乳腺炎重症化予防ケア・指導料。
4) 日本の助産関連5団体（日本看護協会、日本助産師会、日本助産学会、全国助産師教育協議会、日本助産評価機構）による審査制度「助産実践能力習熟段階（クリニカルラダー）；Clinical Ladder of Competencies for Midwifery Practice、CLoCMiP」。

参考文献：厚生労働統計協会, 2020年, 国民衛生の動向（厚生の指標 増刊）, 第67巻第9号 通巻第1051号
福井トシ子編集, 新版 助産師業務要覧 第3版 Ⅰ基礎編 2021年版, 日本看護協会出版会, 2020年

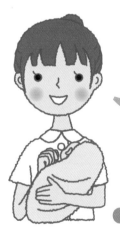

助産師には裁量がある程度認められているぶん、責任も伴います。やりがいを感じながら日々研鑽しています。

助産師

【参考資料】助産師の概要

▼基本データ

必要な資格	看護師国家資格、助産師国家資格
夜勤の有無	あり（日勤のみの調整も可能）
モデル年収	400万～600万円
就業場所	病院、診療所、助産施設、保健センター、学校など

▼1週間のスケジュール（二交代制の病院勤務の例）

日	月	火	水	木	金	土
日勤 8：00 始業 16：00 終業	夜勤 （深夜勤） 16：00 始業	夜勤 （準夜勤） 8：30 終業	休み	日勤 8：00 始業 16：00 終業	長日勤 8：00 始業 17：30 終業	休み
【分娩担当】 分娩介助 母体搬送	【分娩担当】 分娩介助 帝王切開 電話相談の 対応	帝王切開後 のケア 救急外来受診 妊婦のケア		【外来担当】 外来にて保 健指導 母乳外来 産後健診	【病棟担当】 妊婦・褥婦・ 新生児のケア 集団指導	

・分娩を行っている施設では夜勤があるが、妊娠中や子育て中などの場合は、日勤のみの勤務や時短勤務とする調整も可能。
・4週8休のシフト制の病院が多く、週によって勤務状況は異なる。
・出勤後に受け持ち患者さんの状況などを見て、スケジューリングを行う。

▼病院勤務助産師のある1日のスケジュール

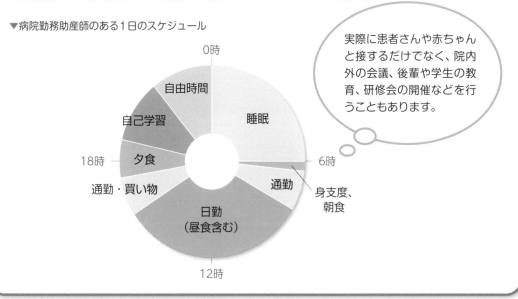

実際に患者さんや赤ちゃんと接するだけでなく、院内外の会議、後輩や学生の教育、研修会の開催などを行うこともあります。

【参考資料】保健師・助産師国家資格取得のための主なルート

● 保健師国家資格取得のための主なルート

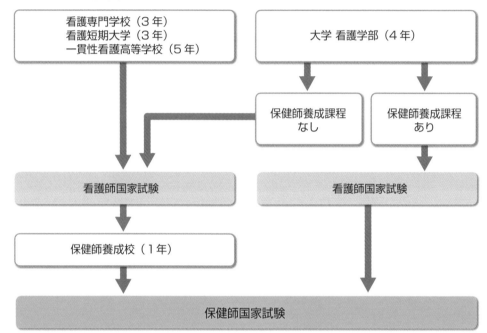

● 助産師国家資格取得のための主なルート

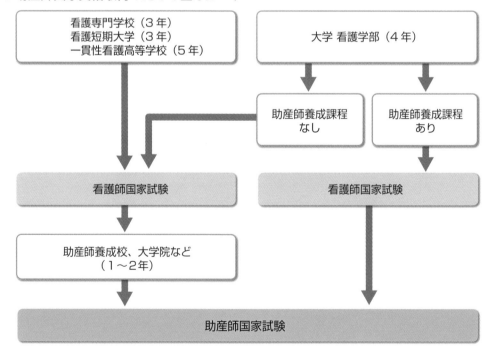

なぜ辞めたい？　タイプ別の対処法（2）：高齢者の対応

　医療技術の高度化と高齢化によって、高齢の患者にも、痛みを伴う処置（侵襲的治療：手術など）を行うことが珍しくなくなってきました。

　高齢者に対する侵襲的治療は、しばしば夜間のせん妄を引き起こしたり、認知症のきっかけになったりすることがあります。暴れる高齢者や会話が成り立たなくなった高齢者にも、なんとか治療を受けさせるのが看護師の役割だと言われれば、そうなのかもしれません。

　しかし、急激に高齢化が進展してきた昨今では、限界に近い状態で無理を強いられている病棟も出てきているように見えます。病棟の力量を踏まえて入院を調整するのは医師や看護管理者の重要な役割ですが、そうした立場にある人は、収益を保つための圧力を感じながら、板挟みになって苦労しています。できることは多くありませんが、少しでも心を軽くするために、筆者は以下のような方法をおすすめします。

❶うまくいっているケース、ほんの少しでもうまくいったケースに目を向ける

　精神療法の中に、**解決志向アプローチ**という方法があります。うまくいかない原因がたくさんあって、「解決策がない、解決できない」ということは、高齢者看護ではよくあることです。そんなときはむしろ、「どんなときにうまくいったか」を観察してみてください。

　例えば、次のようなことです。

・満床で重症患者も多かったのに定時で帰れた日。その理由は？
・いつも手のかかる患者さんが指示に従ってくれた。その理由は？
・難しいケースだったが、満足のいくケアができた。その理由は？

　看護師は、「できない原因」を考えるように訓練されており、それは臨床上とても重要なことです。しかし、それでうまくいかないときには、「できた理由」に目を向けてみることが役立つ場合もあります。

❷10年後にどうなっていたいかを考える

　このままずっと同じことの繰り返しなのだろうか？　と考えてしまうと、仕事に対する疲れがどっと襲ってくることもあるでしょう。そんなときは休日を利用して、10年後の自分がどんな暮らしをしていたいかを、一度考えてみてはいかがでしょう。

　また、患者さんに対する強い責任感で苦しんでいる人や、自分自身の選択に責任を持とうとして苦しんでいる人には、「いつ辞めたっていいんだ」という言葉を贈りたいと思います。日本人には、職業選択の自由が認められているのです。「いつ辞めてもいい」と思うと、逆に、いまベストを尽くそうとする気持ち、フェアに状況を見ようとする気持ちが湧いてくるときがあります。

参考文献：黒沢幸子著，学校ですぐ使える解決志向＆外材化の発想と技法 ワークシートでブリーフセラピー，ほんの森出版，2012年

なぜ辞めたい？　タイプ別の対処法（3）：医療事故が怖い

　高度な医療ほど、重大な事故と隣り合わせです。年々、医療技術が発達するにつれて、医療の仕組み
も業務内容も複雑になってきています。医療事故を恐れる気持は実に自然で、むしろ医療者として
望ましい性質です。医療事故を恐れなくなる、という方向の解決策では、自分も周りも納得しないで
しょう。

　とはいえ、医療事故を怖がるあまり神経質になりすぎてしまうと、かえって大事なことを見逃して
ミスにつながることもあります。社会心理学の実験では、適度な緊張はパフォーマンスを高めるが、
緊張が過ぎるとかえって効率が下がってしまう、ということが知られています。「医療事故を起こして
はいけない」というのは正しいのですが、「医療事故を起こしたらもう人間としておしまいだ」という
ように思い詰めてしまうと、仕事自体が嫌になっても不思議ではありません。

　そんな人におすすめしたいのは**論理療法**です。論理療法は、パフォーマンスをかえって下げてしま
うような感情（恐怖や怒りなど）を特定し、その感情に影響を与えている考え方を変えることで、恐怖
や怒りを和らげる方法です。例えば、次表のような例が挙げられます。

▼論理療法におけるできごとの捉え方

	できごと	思考	感情	結果
いつもの感じ方	点滴を間違えそうになった	医療事故を起こしたらもう人間としておしまいだ	強い恐怖	もう仕事に行きたくない
論理療法で構成し直した考え方		医療事故は起こさないよう努力する。でも、起こしてしまうことはある。そうなったとしても、私の人生には価値がある	適切な恐怖	気を付けようと思う

　論理療法では、起こしてはいけないと強く思い詰めることで、仕事自体が嫌になってしまう、という
負のループから抜け出すことを目指します。思い詰めている人は、他人に対しても強く断罪してしま
うことがあります。許すことができない人からは、だんだんと仲間が離れていってしまいます。職業人
としては立派でも、人生としては寂しい生き方になるかもしれません。

　「医療事故を起こしたっていい」というのは明らかに間違いです。また、論理療法をやればすべての悩
みから解決される、というわけではありません。むしろ、よりよく悩み、適切な強さで感情を感じるため、
ひいては仕事のパフォーマンスを維持するために、凝り固まった頭をほぐす方法だと考えてください。

参考文献：國分康孝著, 論理療法の理論と実際, 誠信書房, 1999年

chapter 4

看護師の知識・経験を活かして働く

看護師としての知識や経験は他業種でも活かせます。

ここでは、医療施設ではなく、

一般企業や教育現場で働く人たちを紹介します。

CRC(治験コーディネーター)

CRC＊(治験コーディネーター)は、治験を通じて新しい薬を世に送り出す仕事です。CRCは医療機関で医師、看護師、患者と関わりながら治験を適正に進めていきます。CRCは、病院に所属する場合と、治験を支援する会社に所属する場合とがあります。今回は、(株)EP綜合で働くCRCにお話を伺いました。

Q1 治験って?

「薬」になりそうな物質について、有効性と安全性を調べる試験のことです。

薬になりそうな物質が見付かって薬になるまでを見てみましょう。薬は承認を経て、医師が処方できるようになります。

▼医薬品が承認されるまで

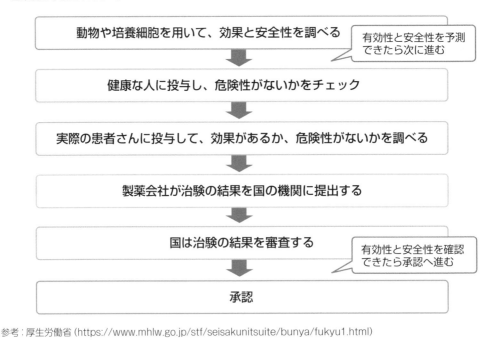

動物や培養細胞を用いて、効果と安全性を調べる

> 有効性と安全性を予測できたら次に進む

健康な人に投与し、危険性がないかをチェック

実際の患者さんに投与して、効果があるか、危険性がないかを調べる

製薬会社が治験の結果を国の機関に提出する

国は治験の結果を審査する

> 有効性と安全性を確認できたら承認へ進む

承認

参考：厚生労働省 (https://www.mhlw.go.jp/stf/seisakunitsuite/bunya/fukyu1.html)

＊**CRC** Clinical Research Coordinatorの略。

Q2 CRCって、どんな仕事?

　病院やクリニックで、医師や看護師と協力して治験を進めます。治験に関する事務や、医療スタッフの調整、患者さんのサポートをします。

　医学的判断は行いませんが、医師と患者さんをつなぐために、医療・薬学の知識と経験が役立つお仕事です。

　CRCには看護師のほか、臨床検査技師、薬剤師などのバックグラウンドを持った方がいます。

▼治験施設支援機関（SMO）

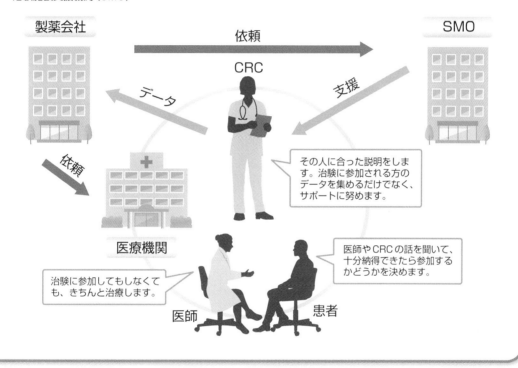

病院で処方される薬はすべて、治験を経て承認されたものです。お薬の一つひとつが、たくさんの人の善意と努力に支えられているのです。

ベテランナース

看護師の知識・経験を活かして働く

治験開始前の準備は？

治験実施計画書に沿って、検査や投薬ができるように医療機関側と協力して準備します。

治験は、治験実施計画書に定められた手順で進めなければなりませんので、医師との確認はもちろん、看護師や薬剤師、臨床検査技師など、実務に関わる人たちと共に準備を進めます。

> 治験実施計画書は、治験を実施するための手順や体制などを記した計画書です。とても厳格に作成されるものです。

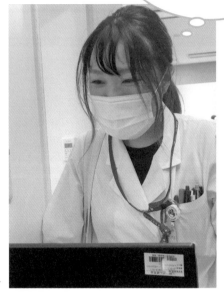

治験実施計画書を確認している▶

 治験が始まったら

治験が開始されたら、CRCは主に❶患者さんへの説明、❷実施状況の確認、❸記録（データ入力）を行います。

❶患者さんへの説明

CRCは、医師と共に患者さんに治験の説明をします。患者さんは説明を聞いた上で治験に参加するかどうか（薬を使ってみるかどうか）を決めます。患者さんには右のリストの内容を説明します。同意を得られた患者さんは治験対象者として登録されます。

▼患者さんへ説明する主な内容

> 治験とは？
> どんな薬の治験か？
> スケジュールは？
> 必要な検査や記録は？
> 予想される副作用やその対応は？

❷実施状況の確認

薬の投与時や、投与後の検査や診察に同席して、治験実施計画書に沿った対応ができているかを確認します。

❸記録 (データ入力)

患者さん一人ひとりの様子を記録し、製薬会社に報告します。検査結果や症状、服薬状況など、治験実施計画書で定められている項目をコンピュータに入力します。淡々と入力するだけかというと、実はそうでもありません。

記録の仕方や症状の捉え方は、同じ製薬会社でも試験によって異なり、CRCとして気を使う業務の1つです。

もちろん、迷ったときは医師やチームのメンバーに相談したり、製薬会社に確認しながら記録を進めていきます。

いま、私は20人くらいのチームの一員として働いています。薬剤師や臨床検査技師の資格を持っているCRCもいますので、専門知識を持ち寄って相談できるのは心強いですね。

4

看護師の知識・経験を活かして働く

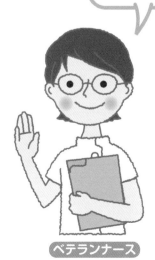

どんな記録で悩みますか？

ベテランナース

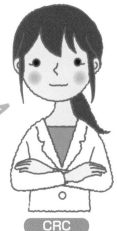

そうですね。例えば患者さんが、今日は調子が悪いので抗がん剤治療をお休みしたいという場合、患者さんの症状と治験実施計画書を見比べて、計画書に記載されている休薬基準のどの部分に該当しているかなどを医師と相談するときですね。

CRC

CRCになるにはどうすればよいの？

特別な資格は必要ありません。業務自体は経験を積めばこなすことができます。

とはいえ、会社としては看護師や薬剤師、臨床検査技師などの医療系の有資格者を積極的に採用しています。

実際、働いてみると、看護師としての実務経験は役立つと感じます。ただし、人間関係でつまずかないためにも、医療業界の「目に見えない決まり」や「立場の違い」を理解しておいたほうがいいでしょう。

▼看護師からCRCへのキャリアパス

看護師国家資格 ➡ 実務経験 ➡ CRC

私の場合は、実習でお世話になった大学病院にそのまま看護師として入職し、5年働いてからCRCに転職しました。看護師として働くうちに、このままずっと臨床現場の経験だけでよいのか、という思いが強くなり、外の世界を見てみたいと思うようになりました。

看護師時代に気になっていたのは、病院に出入りするMR＊さんの存在です。看護師の私がジーンズで出勤するそばで、MRさんがビシッとしたスーツで立っているのを見ると、ビジネスマンだなと思ったものです。看護師として彼らの仕事に接する中で、企業で働くことに少しずつ好奇心を持つようになりました。

それで転職を考え、一般企業で働くことを希望して、治験を支援する企業（SMO）でのCRCの仕事を紹介してもらいました。

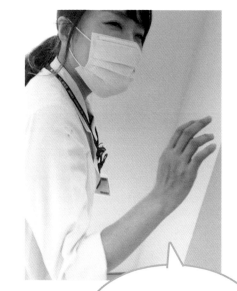

企業で働くことで、ビジネスマナーやオフィススキルを身に付けることができました。

＊MR　Medical Representativeの略。製薬会社の医療情報担当者。医師や薬剤師、看護師に医薬品の情報を提供する。

この仕事を通して実現した夢、実現したい夢は？

　時間の使い方をコントロールしやすくなったと思います＊。基本的に土日は休みなので、違う業界・職種の友人と出かけることができるのはうれしいですね。3連休で海外旅行に行ったり、遠方の友人の結婚式にも参加したりしました。

　それと、「病院の外の人」になれたのは、自分としては面白い変化でした。スーツを着て、名刺を持ってあいさつに行くのはなかなか新鮮です。メールのやりとりや会議、書類作成も多く、ビジネスマナーを身に付けることができたのもよかったですね。

 この仕事の中で持っている主な裁量権は？（何をどこまで決めてよいか）

　私たちの仕事では、大きく分けて以下3つの点に裁量権があると感じています。

● **患者さんとの対話の進め方を決める**

　患者さんに説明しなければならない項目は、法律や治験実施計画書によってあらかじめ決められています。しかし、実際に患者さんとどのように話を進めていくかは、CRCの裁量が大きい部分です。

　患者さんと話すときには、看護師として病棟で働いていた経験がとても役立ちます。患者さんとの話し合いには雑談がつきものです。実は、雑談は情報の宝庫で、患者さんとの関係性を円滑にしてくれる効果もあります。一方で、話が広がりすぎてしまうと仕事になりません。あくまでも治験に焦点をあてながら、効率的かつ十分に話を聴かせてもらうスキルが必要だと思います。

● **治験を円滑に進めるために医師をサポートする**

　治験には、通常の診察とは異なるルールがたくさんあります。CRCは、医師が判断に迷ったときに治験実施計画書での決まりを伝えたりして、医師の判断をサポートします。

　病棟の看護師とて働いていたときは、医師の指示を受けて動く場面が多かったように思います。そのころと比べて、いまは少しは頼ってもらえていると感じることが増えました。

● **自分が将来どんな仕事に携わりたいかを決める**

　様々な治験の中から、特に関心がある分野が見付かれば、その分野を中心に勉強・仕事をさせてもらえるのが私たちの会社の方針です。

　私の場合は、抗がん剤などがん関連の仕事を担当しています。もともと病棟でも抗がん剤を扱っていましたから、そこは自分の強みになっていると思います。これまで勉強したことをさらに深めて、仕事に活かせるのはうれしいですね。新しい流れを知るために学会に参加することもありますし、人によっては得意分野で学会発表をすることもあります。管理職コースだけでなく、特定の分野の実務に強いCRCを育成する人事制度もあります。やりたいことを見付けてチャレンジする機会を会社が提供しているのは、すごいことだと思います。

＊…**と思います**　病棟で働く看護師は、自由に有給休暇を取ることが難しい場合がある。

【参考資料】CRCの概要

▼基本データ

役に立つ資格	看護師、薬剤師、臨床検査技師ほか、医療資格
夜勤の有無	なし
モデル年収	350〜550万円
就業場所	医療機関内

▼1週間のスケジュール

日	月	火	水	木	金	土
休み	8：50 メール チェック AM 外来で患者さんの対応※ PM 治験責任医師との打合せ、報告書作成、翌日の準備 18：00 終業	8：30 メール チェック AM 外来で患者さんの対応、院内調整 PM 報告書作成、資材準備 19：00 終業	8：30 メール チェック AM 外来で患者さんの対応 PM 報告書作成、翌日の準備 19：00 終業	8：30 メール チェック AM CRA対応 PM 社内会議 17：30 終業	8：30 メール チェック AM 外来で患者さんの対応 PM 報告書作成、翌週の準備 19：00 終業	休み

※「患者さんの対応」とは、治験の説明をする、患者さんの疑問に答える、決められたスケジュールで薬が飲めていることを確認する、症状を聴き取る、など。

▼ある1日のスケジュール

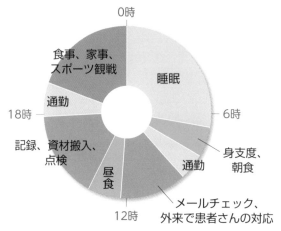

CASE
07

SMOの執行役員

鷲尾志乃ぶさんは病院看護師のあとにツアーナース＊などを経て、治験施設支援機関（SMO＊）に就職されました。治験コーディネーター（CRC）やSMOの営業職を経て、現在は（株）EP綜合の専務執行役員・事業本部長として活躍されています。

Q1　看護師を志したきっかけは？

　私の場合は看護師以外の選択肢を考えておらず、将来は、病院か老人ホームで働きたいと思っていました。

　目指したきっかけは、中学時代に友人に誘われて参加した老人ホームでのボランティア体験です。夏休みの自由研究の題材にしようという軽い気持ちで参加したのですが、実際に参加してみると、人の「老い」や「生と死」について、深く考えさせられることになったのです。

　私は大家族で育っていて、人の死は家の中で身近に起こる（家族が家で見送る）ことだと思っていました。しかし、老人ホームでは、家に帰ることがかなわずに亡くなる人がたくさんおり、ベッドが1つ空くと、すぐに、そのベッドに次の入居者がやってくるのです。その現実に、私は強い衝撃を受けずにはいられませんでした。

　老人ホームへの入居には、それぞれの人の事情があるので、その施設の対応の是非を問うているのではないのです。しかし、私にとっては「生きること」「死ぬこと」について、初めて深く考える出来事とな

りました。やがて、「この人たちのために、私にも何かできることがあるはずだ」という思いが強くなり、相談した担任の先生の助言に強く背中を押されたこともあり、看護師を志す気持ちは揺るぎなくなっていきました。

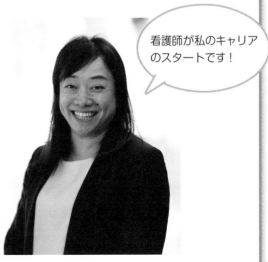

看護師が私のキャリアのスタートです！

▲SMO役員の鷲尾志乃ぶさん

＊**ツアーナース**　ツアーナースは、修学旅行などに同行して参加者の健康管理を行うもの。単発で発生するが、コンスタントに仕事がある。

＊**SMO**　Site Management Organizationの略。

Q2 看護師を辞めて転職した経緯は?

病院看護師として8年間勤め、30歳代に差しかかるころ、次第に病院以外の世界も知りたいと思うようになりました。病院の看護師は、上下関係なども含め、あらゆる面で厳しく統制されています。統制によって守られることがある一方で、自分の考えや意見を言うのが難しい環境なのも事実です。

清濁併せ呑むことを通して、このまま定年まで勤め上げ、病院勤務の看護師として仕事を極め、その延長線で役職を得るというキャリアも考えました。しかし、もっと自由に自分を表現できる場で、もう一度やりたいことを探してみたいという思いが強くなっていきました。そこで、ナースバンクに登録し、「あまり世間には知られてはいないけれども、看護の知識・経験を活かせる、社会的に意義のある仕事」をいろいろと経験したいと思い、ツアーナースなども経験しました。そして、紹介を受けた仕事の中に、SMOでのCRC業務があったのです。

SMOは、治験を実施する医療機関の外部支援機関として、治験が円滑に進むようにサポートする会社ですが、当時は歴史もまだ浅く、社会への認知度もほとんどない時代で、私自身にとってもまったく未知の業界でした。

 Q3 CRCは看護の知識・経験が活かせる仕事?

CRCの業務内容は、関連部門との連絡調整やスケジュール管理、患者さんへの同意説明の補助、服薬状況や有害事象の確認など、多岐にわたります。

特別な資格は必要ありませんが、医学的知識・医療情報、医療機関の仕組みを理解する必要があるため、看護師や薬剤師、臨床検査技師などの医療系の有資格者が多い職種です。

戸惑いながらスタートしたCRCでしたが、最も深い関心を抱き、その業務を好きになった要因は、治験参加へのインフォームドコンセント*(同意)でした。インフォームドコンセントでは、思わぬ反応が患者さんから返ってくることがあります。

例えば、糖尿病の治療薬の治験への参加について説明を始めたとしましょう。すると、患者さんから「え、私は糖尿病なのですか?」と驚かれるといったことも珍しくないのです。

これは、治験への参加不参加以前の問題です。医師や看護師が行った説明が、患者さんに伝わっていないことは明らかです。患者さんが、自分の病状をきちんと理解できていない状況で、治験への参加の可否を判断することは困難ですし、求めてはいけません。この場合は、医師に再度の説明を依頼します。

*インフォームドコンセント　患者さんが、医師から十分に説明を受けて、理解した上で、どんな治療を受けるか決めるプロセスのこと。患者さんの人生に関わることであるため、治療しないという選択肢も含めて、患者さんが決める権利を持つことが大切である。

Q4 コミュニケーション能力が不可欠?

　患者さんが自らの病気や症状を認識する程度は様々です。CRCは一方的に治験の説明をするのではなく、患者さんの話を聞きながら、患者さんの病状を読み取る必要があり、コミュニケーション能力が不可欠です。

　私は、病院看護師の経験を活かして、患者さんのちょっとした表情や声色の変化にも気付くことができたと思います。一方で、相手に伝わる（理解してもらえる）説明の難しさも実感し、説明する際にはわかりやすい言葉を使い、相手がきちんと理解できるよう常に心がけていました。

　社会に役立つ治験への参加について患者さんと一緒に考え、治験に適した条件の患者さんから治験への参加について同意を得たときのやりがいと面白さに、次第に夢中になっていきました。

意外と、自分の病気のことを知らない患者さんもいるんですね。

ベテランナース

一度言えばわかる、というようなものではないのかもしれません。CRCは、患者さんの疑問を拾い上げて医師につなぐ、という役割をすることもあります。

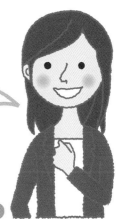

SMO役員

Q5 病院看護師とCRCの仕事に共通することは?

　患者さんのために役立ちたいという思いを持って仕事に従事していることだと思います。

　勤務地はいずれも医療機関内です。医療機関内で患者さんとじかに接し、ケアやサポートをしていくという点でも共通しています。

　看護師もCRCも、医師と患者さんとの橋渡し役として、患者さんに寄り添い、病気や治験参加への不安や心的負担を軽減する重要な役割も担っていると思います。

　もちろん、「患者さんのためによいお薬を」という思いも共通しています。看護師はすでに承認されている薬を、CRCは新たに世に送り出す薬を、という違いはありますが。

Q6 病院看護師とCRCの仕事に感じる違いとは？

● **患者さんとの関わり方**

治験に参加した患者さんは、来院日時を守り、決められたとおりに検査を受け、服薬することが求められます。

そのため、CRCは患者さんから日常生活や習慣なども聞き取り、患者さんの負担や不安なども考慮して、その患者さんが規定どおりに来院・服薬することが可能か否かを見極める必要があります。

また、治験期間中もサポートしますので、おのずと患者さん個人の生活に看護師よりも深く関わっていきます。

● **患者さんへの説明**

治験に参加する患者さんへの説明は、単に必要な事項を説明すれば事足りるというものではありません。患者さんが理解できるまで時間をかけて丁寧に行わなければならないのです。

また、治験参加に関する患者さんの「断る権利」を保障しなければなりません。この点で、看護師が行う説明とは明らかに違いがあります。

病院で、丁寧な説明を心がけている看護師はたくさんいます。とはいえ、病院は、たくさんの人に効率的に治療を施す場所です。患者さんの細かい希望には添えないことも多いし、従ってもらわなければならないルールもたくさんあります。ルールを守ることと治療を受けることが、ときには交換条件だったりするのです。だから、看護師がどんなに丁寧な説明をしたつもりでも、それは「従ってもらうことを前提とした説明」になってしまうこともあります。断る権利を保障するのは、当たり前のようでいて、とても難しいことなんです。

● **医療機関での立場**

CRCは医療行為ができません。看護師などの医療資格を持っていても、採血などの医療行為はできないのです。CRCが行うのは、治験に関する事務的な支援です。

● **事務作業の多さ**

CRCとして働き始めた当初は、管理しなければならない治験に関する文書・書類などの多さに戸惑いもありましたが、日々の業務の中で、少しずつ慣れていきました。

● **ビジネスマナー**

名刺交換、ビジネスメール、WordやExcelの使用など、看護師のときには経験のなかったスキルが必要です。

● **英語力**

世界各国で同時に実施される国際共同治験が増え、EDC＊（治験データを入力するシステム）は、英語での入力が当たり前となってきており、英語力が求められる場面が多くなっています。

＊ **EDC** Electronic Data Captureの略。

CRCの仕事のやりがいは？

新薬開発に携われることです。自分が担当した治験が無事に終了して、効果と安全性が証明され、新薬を世に送り出せたときの達成感と喜びは非常に大きいです。

また、治験に参加した患者さんから、"自身の病気を受け入れ、見つめ直す機会となった"、"参加してよかった"と感謝されたときは、CRC冥利に尽きる思いがします。

 これからやりたいことは？

CRCは業務上、医学や薬学の基礎知識、医療システムに関する知識、薬事関連法規への理解など、高い専門性が求められ、社会貢献度が極めて高い仕事ですが、まだまだ十分な社会的地位や職場環境が得られていない状況です。

CRCが働きやすく、活躍できる体制を構築し、人材の安定的な確保と定着を図り、SMO業界全体の発展に貢献していきたいと思っています。現在の私の立場は、会社の経営側にありますので、この思いとビジネスとのバランスを考慮しつつも、迷い、悩むことをいとわず、自分の思いや考えを発信しながら、よい会社、よい業界にしていくことに必死でありたいと考えています。

 休日の過ごし方は？

休日は、息子とテニスに行ったり、ゴルフなどのスポーツで体を動かしたりして、リフレッシュしています。新型コロナウイルス感染拡大による外出自粛が求められるようになってからは、家で夫を交えて親子3人でゲームをするなど、家族で幸せな時間を過ごしています。

Q10 仕事をやめたくなったときのおまじないとして どんなことをしていますか?

　私は5年間のCRC業務のあと、35歳のとき営業部門に異動させていただきました。会社をもっと理解するためには、CRC業務以外の仕事にも従事することが必要だと考えたからです。

　慣れない営業職ですので、当然、思うようにならないことの連続です。特に、製薬企業との費用交渉は一筋縄ではいかず、悔しい思いもたくさん経験しました。その一方、「すべては、CRCとして現場で働く仲間のため」ということが、働く上での私の信条にもなりました。

　新しいチャレンジは、自分を成長させてくれるもので、得るものが大きいという側面がある一方、うまくいかないときは、すべてを投げ出してしまいたくなるほどつらいものです。

　おまじない、というわけではないのですが、病院で働いていたときの白衣をお守りとして持っています。白衣は、「患者さんのためになりたい」という揺るぎない気持ちで社会人としての人生を歩み出した私の「原点の象徴」なのです。白衣を見ると、不思議なことに活力が湧いてきます。

学生へのメッセージ

　医療業界に限らず、会社でも人間関係の悩みが尽きることはありません。そして、人間関係の重要さに疑いを抱く人などいないでしょう。

　私は、良好な人間関係を築く要諦は「対話」だと考えています。だからこそ、CRCだけでなく、医療に携わる人には、対話の大切さ、双方向で話し合うことの大切さを認識してほしいと切に願っています。

　対話の中で最も大切なのは、相手に伝わったかどうかを確認することです。一生懸命話せば相手に伝わる、と考えることは話し手の傲慢です。対話を成立させるのは、話し手ではなく受け手なのです。まして、便利ではあるけれど、「メールをしたから伝わっている」といった幻想を抱くのはやめましょう。

　SMO業界やCRCの業務を広く知ってほしい、という願いから、このたびのインタビューに応じさせていただきました。今回の新型コロナウイルスの感染拡大で「治験」という言葉が一般に知られるようになったのは、ある意味では喜ばしいことではあります。しかし、残念ながら、まだまだSMOもCRCも認知度が低いのが現状です。

　いまある薬は、例外なく治験を経て承認されたものです。逆に、治験がなければ新たな薬は世に出ていかないのです。皆さんも、治らないといわれていた病気を治せるようにする薬を、世に送り出す支援をしてみたくありませんか？　CRCとは、そういう仕事なのです。

医療的ケアシッター

認定NPO法人フローレンスで働く**医療的ケアシッター**にお話を伺いました。医療的ケアシッターは、医療的なケアを要する子どもたちに対して、必要なケアをしながら、発育・発達を促す支援をします。病院とも違う、訪問看護とも違う、新しい看護のカタチです。

医療的ケアを要する子どもたち「医療的ケア児」とは？

医療的ケア児＊とは、次のような状況にあり、生活の中で医療的な見守りや処置を必要とする子どもたちのことです。

- 痰の吸引を数時間おきに必要とする
- 人工呼吸器を装着している
- ふいに、命に関わるような強い痙攣を起こすことがある
- 小児がんの終末期を過ごしていて急変の危険がある

医療的ケア児は、多くが訪問看護や訪問学級といったサービスを利用しています。それでも、公的なサービスを受ける機会が限られているのが現状です（下図）。

例えば現在、障害児のための公的サービスとして、障害児通所支援があります。これは、障害児が施設に通って、日常生活を送る技能や集団生活への適応力を身に付けるためのサービスです。

しかし、医療的ケアに対応できる通所施設の数は十分ではありません。また、医療的ケアを必要とする子どもたちの中には、症状のために、外出することが難しい子どももいるのです。

▼医療的ケア児、医療的ケアシッターと関係者

訪問看護／かかりつけ医
小児を受け入れる事業者は少数。1回に30〜90分程度。治療や症状の緩和がメインで、発達支援の機会は限られる。

家族
子どもにしてやれることがあればしたい。子どもとずっと2人きりで孤独。兄弟にも関わってやりたい。家事や自分の時間も必要。

学校／幼稚園
医療処置ができる学校はごく一部。親の付き添いが必要だったり、遠方であることも。

医療的ケア児
友達と遊びたい、新しいことを知りたい

医療的ケアシッター
1回2〜3時間の医療的処置と発達支援。訪問看護や学校、かかりつけ医と連携して子どもと家族をサポート。

通所支援
得意とする支援は施設による。医療的処置ができる施設はごくわずか。

＊**医療的ケア児**　日常的に医療を必要とする子どもたちは全国に2万人以上、未就学の重症心身障害児は東京都だけで1500人以上ともいわれる（http://iryou-care.jp/problem/）。

Q2 発達支援とは?

「発達を促すための支援」とは、その子に合った「いい環境」を提供することだと言い換えることができます。

発達とは、時が経つにつれて心と体のカタチや機能（できること）が変化していくことを指す言葉ですね。人間は、環境に合わせて自分の能力を発揮することで、新しいことに気付いたり、できないことができるようになったりします。生まれ持った性質を十分に伸ばすためには、子どもたちの気付きや能力獲得を促す環境が必要です。例えば、学校は、発達を支援する環境の代表例。先生や友達、遊具・教材などがそろっていて、子どもたちはたくさんの適切な刺激を受けることができます。だけど、医療的ケアが必要な子どもたちは、学校や施設に通うのが難しい場合も多いのです。

居宅訪問型児童発達支援

国の制度で「居宅訪問型児童発達支援」というものがあります。これは、重い障害や病態により外出することが難しい子どもたちのために、訪問支援員が自宅を訪問し、発達を促すための支援を行うサービスです。この制度を利用すると、一定の自己負担額で定期的な発達支援のサービスを受けることができます。

この仕組みによって、医療的なケアを必要とする子どもたちのもとへ訪問するサービスとして、医療的ケアシッター"**ナンシー**"(https://nancy.florence.or.jp/) が生まれました。しかし、まだまだ事業所の数が足りません。

子どもにとっては、成長・発達のため、遊びも大切な仕事です！

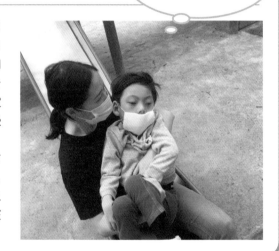

Q3 どんな仕事?

医療的ケアシッターは、看護師として必要に応じた見守りや医療的な処置をしながら、子どもたちの発育・発達を促す遊びや学びを助けます。

障害の重さや目標設定は、ご家庭によって様々です。どのような方向で進めるかは、一つひとつの家族によくヒアリングして、一緒に計画を立てます。

▼医療的ケアシッターの主な仕事

・その子の特性に応じて、成長・発達を助ける遊びや楽しい活動を支援
・将来的に施設に通うことを見据えた療育[1]
・家族の支援（相談）

1)療育：障害のある子どもたち（その可能性のある子どもたちも含む）が、いま困っていることを解決するだけでなく、将来的に自立して生活できるようなスキルを習得することを目指す支援のこと。

医療的ケアシッターになるには？

　看護師資格を取ったのち、小児の関連領域で経験を積むことが望ましいでしょう（小児科、障害児入所施設、小児訪問看護など）。

　ナンシーなど医療的ケアシッターの事業所に入ってからは、先輩と一緒にお宅を訪問して技術や作法を学んだり、療育センターなどで開催される研修を受けさせてもらったりする機会があります。

　公的制度[1]を使わないなら、「経験年数〇年以上」といった縛りはありません。

　ただし、ご家族が公的制度を利用する場合には、看護師の場合であれば、小児科、障害児入所／通所施設、小児訪問看護などで3年以上の経験が必要です。

▼医療的ケアシッターへのキャリアパス

看護師国家資格	→	小児関連分野での実践経験	→	医療的ケアシッター

1）居宅訪問型児童発達支援のこと。

 この仕事を通して実現した夢、実現したい夢は？

　私がこの仕事を通して実現した夢、実現しつつある夢は、大きく分けて「家族が子どもを安心して病院から連れて帰れるようにすること」「小児を全人的に看るプロになること」「自分の家族との時間を作り、自分の体を大切にすること」の3つです。

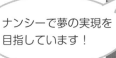

ナンシーで夢の実現を
目指しています！

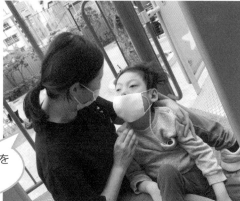

1つ目の夢：家族が子どもを安心して病院から連れて帰れるようにすること

私は大学を卒業してから8年間、小児科の専門病院で働きました。状態が安定していても、重い病気や障害があると、退院することはなかなか難しいものです。「家に連れて帰りたい」と強く願う一方で、「医療的ケアが多い子どもを安全・安心にケアして生活できるか」と不安に感じているご家族は珍しくありません。

悩んでいる家族を見て、「なんとか力になってあげたい、でも自分に何ができるのだろう」と、もどかしい気持ちを感じることがよくありました。自宅で安心して生活できる環境を作るにはどうしたらよいか考えていました。

ナンシーのサービスでは、看護師が長時間訪問し、発達支援を行いながら医療的ケアも実施できるため、ご家族が安心して子どもを預けて自分の時間を作ることができます。お子さんの発達を助けることがメインではありますが、24時間付きっきりのご家族がお子さんから目を離すことができるという点で、レスパイト（休息）の意味もあると思います。

少しの時間ですが安心してお子さんを預けて、ご家族が自らをいたわる時間にしていただけたらうれしいです。

2つ目の夢：小児を全人的に看るプロになること

小児看護には、3つの視点が必要だといわれています。1つ目は医療、2つ目は成長・発達の支援、さらに3つ目は家族のサポートです。

病院に8年間勤めたことで、小児医療の技能はかなり身に付いたと思います。成長・発達の支援、家族のサポートについても、病院にいたころから心がけてきたつもりですが、自分の中ではまだ伸びしろが大きいと思っています。

ナンシーに移ってからは、1回に3時間じっくり、遊びと学びと成長・発達を支援することができます。成長・発達の支援、家族の支援についてスキルを磨き、全人的な看護を実践できるレベルに近付いていきたいと思っています。

3つ目の夢：自分の家族との時間を作ること、自分の体を大切にすること

昨年結婚して、夫との時間を確保したいと考えるようになりました。病院では夜勤もあり、休日出勤や残業も多いため、夫とすれ違うことが多く、家族との時間が少ないと感じていました。

体調面でも持病の喘息が悪化していたこともあり、もっと自分の体を大切にして、家族との時間を作りたいと考えるようになりました。

ナンシーでは、時間内にできることをやるのが原則です。時間内に終わらないことがあれば、他の人に助けてもらうか調整してもらいます。病院時代に比べて「助けてほしい」と言いやすくなったと思います。そのことが働きやすさにつながっています。

平日の夜は夫と散歩に出かけます。近くに川や花を見られる場所があり、よいリフレッシュになっていると思います。

Q6 この仕事の中で持っている主な裁量権は？ （何をどこまで決めてよいか）

この仕事での主な裁量権について、訪問先での活動内容（どんな遊びや学び、ケアをするのか）をもとに、ナンシーの運営者に伺いました。

● どんな遊び・学びをどのように、どれくらいするか

ご家族へのヒアリングで大まかな方向性は決まっていますが、具体的に何をするかは、看護師が子どもの様子を見ながら考えて決めます。フラッシュカードや感覚遊び、教科書の朗読のお相手など、自分の工夫が生きる仕事です。

● どんなケアをどのくらいするか

必要な医療的ケアや医師の指示は事前に確認しておきます。訪問中の子どもの様子に合わせて、看護師が判断して行います。

訪問は基本的に看護師1名で伺いますので、お子さんの全身状態を観察しながら、異常がある場合にはその場で考えて判断し、必要なケアを実施していくことになります。ケアの内容は、例えば下のリストのようなものです。気になる症状があってかかりつけの医師への報告や相談が必要だと思う場合は、ご家族にお伝えし、連絡してもらうこともあります。

▼ 主なケアの内容

- ・ 人工呼吸器使用中のお子さんで呼吸状態が悪い場合は、医師の指示範囲内で、必要な吸入や吸引を実施する
- ・ 痙攣や緊張が強いお子さんに関しては、症状が出たときに使用する薬を確認しておき、必要に応じて投与する
- ・ 排尿状況や水分摂取の様子、体温などから判断して、経管栄養の速度や水分量を調整する

● ナンシーの運営

ナンシーの仕組みは、お父さん・お母さんたちのニーズにこたえて作られました。ナンシーの進め方自体を決めていくことについても、医療的ケアシッターには独自の裁量権があると考えています。私たちの活動はまだ十分に知られていません。医療的ケアを必要とする子どもたちとその家族に、もっと同じようなサービスがいきわたるようになってほしいと思います。

ゆくゆくは、ナンシーの取り組みを他の地域の方々にも知ってもらい、広げていくことに貢献したいですね。

【参考資料】医療的ケアシッターの概要

▼基本データ

必要な資格	看護師
夜勤の有無	なし
モデル年収	400万円前後（働き方による）
就業場所	医療的ケアを必要とするお子さんのご家庭

▼1週間のスケジュール

日	月	火	水	木	金	土
休み	（訪問先直行） 9:00〜 12:00 訪問	（訪問先直行） 10:00〜 13:00 訪問	9:00〜 12:00 チームカンファレンス	9:00〜 12:00 事務所勤務	（訪問先直行） 9:00〜 12:00 訪問	休み
	休憩/移動/ノマド作業※	休憩/移動	休憩/移動	休憩/移動	休憩/移動	
	14:00〜 17:00 訪問（直帰）	14:00〜 17:00 事務所勤務	14:00〜 17:00 訪問（直帰）	14:00〜 17:30 訪問（直帰）	14:00〜 17:00 訪問（直帰）	

・平日はご家庭への訪問や事務作業を行う。
・1回ご家庭を訪問すると、3時間ほどお子さんと過ごす。
※カフェなど事務所外での事務作業について、飲み物代が支給される制度（ナンシー独自の制度）

▼ある1日のスケジュール

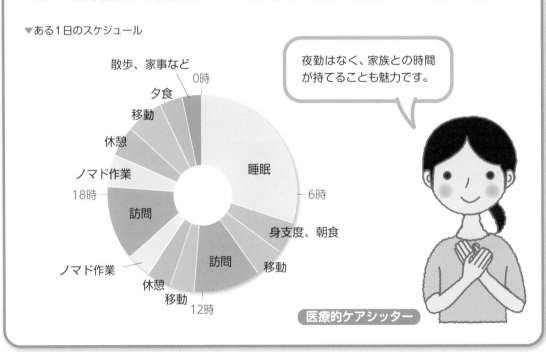

夜勤はなく、家族との時間が持てることも魅力です。

散歩、家事など／0時／夕食／移動／休憩／ノマド作業／18時／訪問／ノマド作業／休憩／移動／12時／訪問／移動／身支度、朝食／6時／睡眠

医療的ケアシッター

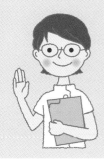

フライトアテンダント

堀裕美さんは病院看護師として働いたあと、一念発起してフライトアテンダントになります。その後、再び看護師として保育園や診療所で働き始めます。堀さんの異色のキャリアについてお話を伺いました。

Q1 学生時代はどんなキャリアにしたいと思っていましたか?

看護師免許・助産師免許を取って病院に勤めるんだろうなあ、と思っていました。

看護師・助産師のいとこがいたので、看護師・助産師は身近な職業として頭の片隅に常にありました。私の両親が資格職を希望していたこともあり、ほかにもいくつかやりたいことはあったものの、自然と看護師の仕事へ舵を切りました。

人の役に立ちたいという思いもありましたが、私の場合の決定打は父からのひと言「看護師は給料が安定してるぞ」。奉仕のイメージが強い看護師を目指すには不純な動機のようにも聞こえますが、これも仕事を考える上では大切です。

できればいつかは助産師免許も取りたいと考えながら看護学校に入学しました。入学後の3年間は、イメージとのギャップに加えて授業と実習の嵐で、逃げ出したくなることもしばしば。私の座右の銘は"やってやれないことはない、やらずにできるわけがない"なのですが、これを何度も唱えながらがんばりました(笑)。

ただ、卒業のころには「学校は終わるけど医療の道が永遠に続くのか」と心の疲れもあり、これ以上の進学はやめ、看護師を3年間勤めたら留学しようと決めていました。

Q2 病院・CA・保育園・クリニックの仕事に共通する必要な力とは?

これまで私が携わってきた仕事の共通点は、人と関わること。その中で共通して必要とされた能力は、右の4つだと思います。これらは医療のみならず、どの業界でも必要なことではないでしょうか。

・臨機応変な対応力
・チームの中で自分の役割を理解し行動する力
・手際よく確実に仕事を遂行する術
・人に寄り添う気持ちと姿勢

Q3 医療の現場を離れていた期間を持ってよかったことは?

　ブランク期間中、自分にとって看護師とは何かを客観的に考えられたことです。離れてみて改めて感じたよさは、「専門性を追求できる職であること」「資格職なので、帰る職があるという安心感」──大きくこの2つでした。

　CA時代によく言われたのは「接客のプロとはいえ、もし転職となると難しい場合もあるから、資格職は羨ましい」ということです。離れてみて、資格職がいかに重宝されるか、改めて実感しました。いざとなれば「持っててよかった国家資格」です!

　しかし年々、看護師としてのブランクが長くなり、ペーパードライバーならぬペーパーナースになっていく自分に不安を感じて、離職者向け看護師復職支援研修を受けたこともあります。

　看護師に復帰してみると、保育園や病院の看護師も以前よりかなり丁寧な対応が求められるようになっていました。CAをしていたことで、同僚から身のこなしを褒められたり、マナー講習をしてほしいという依頼が来たりすることがあります。

　業界の外にいた期間に身に付けたことは、業界は違っても活かせる場があり、すべての経験に無駄はないのだと感じました。

Q4 「もう一度看護師をやろう」と思ったきっかけは?

　ライフスタイルの変化のためです。出産後もしばらくCAを続けていたのですが、特殊な勤務形態ということもあり、継続が困難になりました。私は常に仕事をしていたいタイプで、仕事を完全にやめてしまうという発想はなかったですね。

　CAを辞めて何をしようか?　と思ったとき、私の手にあったのは10年以上使っていない看護師免許でした。ブランクが邪魔をして、仕事を見付けるのは容易ではなく、ようやくなることができたのは、技術よりも看護知識が多く求められる保育園看護師でした。

　保育園には2年ほど勤めました。その後、自力で(紹介会社に頼らずに)クリニックを探しました。散々落とされましたが、ようやく理解を示してくださるクリニックを見付けることができました。

　クリニックで看護業務に復帰した当初は、採血するのも冷や汗もので……。しかし、過去に体に染み込んだ経験は意外と思い出すもので、すぐに慣れました。

　就職活動をする中で感じたことは、とにかく求人はたくさんあるということです。私のように生活が変わっても続けられるのも、この仕事の魅力です。

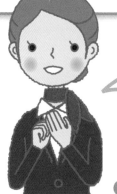

CA時代は急病人のケアに看護師経験がとても役立ちました。CAとしての経験も、いまの看護師としての仕事に活かせています。

CA経験者ナース

Q5　もしも道に迷ったら？

看護学校入学当初は、「看護師を一生続けていくんだろうな」と思っていました。けれどもいつしか、資格に縛られず、自分の可能性を見付けてみたいと思うようになりました。

もちろん看護師として一生続けることも素晴らしい選択肢ですし、看護師を長年続けておられる先輩方を見ていると、知識と技術と仕事への誇りに頭が下がる思いです。

しかし、私はいろんなカタチがあってよいのかもしれないと思って、少し特殊な道に進みました。

看護師資格があるから「看護師として働かなければならない」ということはないのかもしれません。これは決して看護師を否定しているのではありません。ただ、もし迷いを感じたなら縛られることはない、というメッセージとして受け取ってほしいのです。行動には勇気と努力が必要です。

そして、一度看護から離れたとしても、いまの私のように資格に救われ、いつか医療に戻りたいと思うときが来るかもしれません。

学生へのメッセージ

あきらめずに行動することで、将来が見えてくるのだと思います。

ここまで書くと自信家のように感じられるかもしれませんが、若いころは「私なんてどうせ何をやっても無理」と思うタイプの人間でした。

これではダメだと気付いたときから、自分を奮い立たせるために"やってやれないことはない、やらずにできるわけがない"と言い続けています。様々な経験は、いまの私の考え方や行動に広くよい影響を与えてくれています。

私にはこれからかなえたい夢が2つほどあります。1つは、いつか親子留学をすること。学生時代から留学したい気持ちはありましたが、実際に留学する前に航空会社への入社が決まったので、行かずじまいだったからです。

もう1つは、まだ秘密です。どう進めていいかわからずまだ漠然としていますが、きっとかなえたいと思っています。

皆さんもぜひご自身の思いに耳を傾けて、選んだ道を勇気を持って進んでください。

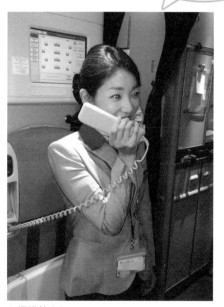

▲堀裕美さん

看護師の知識・経験を活かして働く

4

フリーランス看護師

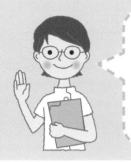

フリーランスの看護師は、手が足りない職場を助っ人として支援します。手が足りない職場は、病院や診療所に限りません。大学・専門学校の教員や、ライター、看護師支援系のビジネスにも看護師の力が必要とされています。フリーランス看護師、ライターとして活躍の幅を広げる中澤真弥さんにお話を伺いました。

どんな仕事?

看護師として働くだけでなく、自分の看護師としての知識や経験を必要としている場所に提供することを仕事にしています。自分の使える時間や持っている専門知識に応じて、バラエティに富んだ仕事を引き受けます。

主に、以下に示す「病院や診療所の支援」「大学・専門学校・施設内の非常勤講師」「ライター」および「看護師支援系ビジネスへの助言」です。

病院や診療所の応援

病院や診療所の非常勤スタッフとして現場で働きます。私の場合、1つの診療所で働いています。単発の仕事を引き受けることもありますが、基本的にはいくつかの医療施設・企業と年単位の関係を築いて働きます。

病院のようなラダーはないので、即戦力として現場に入ります。

大学・専門学校・施設内の非常勤講師

これまでの経験を活かした講義や演習、グループワーク、実習指導を行っています。学習目標に沿って授業を行いますが、どう進めるかは講師に任されている部分が大きく、工夫のしがいがあります。

主に基礎看護技術や医療的ケア、解剖生理、介護技術など、基本となる部分の講義を行っています。

ライター

　看護師として、母として、一人の人間として、自分の思いをWebや書籍で発信しています。私は若くして母となり、自立を目指して看護師を志しました。でも、病院勤務と育児の両立は非常に厳しいものでした。

　思いどおりにならない人生にうつうつとしていた時期を経験したことが、資格を活かしたセカンドキャリアにチャレンジするきっかけとなりました。「子育ても仕事も、欲ばりに自分らしくこなしたい」という想いからスタートして、いまでは同じような境遇にある人をサポートしています。

 看護師支援系ビジネスへの助言とは？

Q2

　看護師を支援する企業はたくさんあります。例えば、看護師向けの通販で知られている「アンファミエ」さんは、看護師の支援につながる企画を行っています。

　私が関わっている企画では、白衣や商品の提供を受けてイベントを開催したり、Web記事の執筆を行ったりしています。ほかの企業でも、医療・看護のWebメディア立ち上げ、セミナー講師、講演などのほか、ヘルスケア事業のアプリ開発や医療用機器のアドバイザーとして助言を行っています。

> イベントは、参加者の反応が見えるので楽しいです！

▼ナースLabに登壇

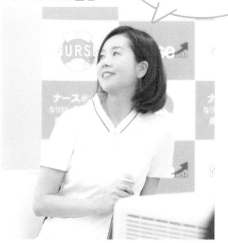

> いろいろな仕事をしていますが、看護師の知識を活用しているという点で共通しています。

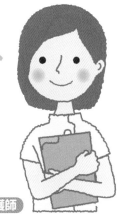

フリーランス看護師

4

看護師の知識・経験を活かして働く

フリーランス看護師になるにはどうすればよいの?

病院、診療所、企業などの求人に応募して始めることもできますが、私の場合は知人からの紹介がメインです。専門知識・スキルの程度がわかってもらえれば、いろいろな人から声をかけてもらえるようになります。

フリーランスは即戦力として専門知識・スキルを提供する存在です。単発の1人夜勤など、誰に相談したらいいかがわからないような状況で、患者さんのケアを任されることも珍しくありません。特定の分野で実践経験があることが望ましいでしょう。

また、個人での請負になるので、契約や交渉、請求書などの細かな事務もすべて自分で行います。そのため、基本的なビジネススキルが求められます。

▼フリーランスナースへのキャリアパス

 看護師国家資格 ➡ 実践経験 ➡ フリーランスナース

Q4 この仕事を通して実現した夢、実現したい夢は?

ワークライフバランスを優先した働き方が当たり前になり、自分らしく働けるようになってほしいです。そのために、Webや書籍、講演会、イベントなどで伝え続けています。

特に女性はライフイベントと共に転職や離職をするかもしれないという不安を抱えています。働き続けることができるスキルを持っていたとしても、日々進化する医療現場にブランクのあとで復職するというハードルはとても高く感じます。

自分自身、潜在看護師だった時期があり、復職、両立に悩んできました。しかし、様々な職場を経験したことで視野が広がりました。そして、自分に合った働き方を見付けたことで、より看護が好きになりました。一人で悶々とした気持ちを抱えている人の背中を押してあげられたらと思っています。

生涯現役で、好きな仕事を続けられるように、意識改革をしていきたいですね。

Q5 この仕事の中で持っている主な裁量権は？
（何をどこまで決めてよいか）

　個人事業主という立場なので、仕事においてはすべて自己責任、自己判断になります。
　看護業務は医師の指示を必要としますが、そのほかの受注、契約、報酬、スケジュールなどは自分の判断で決定します。

　働き方の自由度が高く、休日も自分で決めることができます。関わる業種が多種多様なので、専門家としての意見を求められることがあります。

> ブログ：https://ameblo.jp/mayanakazawa/

【参考資料】フリーランス看護師の概要

▼基本データ

必要な資格	看護師
夜勤の有無	なし（選択可）
モデル年収	がんばり次第（人によって差があるため、一般的な金額を示しにくい）
就業場所	病院、診療所、介護施設、企業、学校、在宅ほか

▼1週間のスケジュール

日	月	火	水	木	金	土
休み ※メールチェック 打ち合わせや資料作成	9：00 始業 介護施設講義 座学 演習 17：00 終業	大学勤務 授業準備 演習 資料作成 補助業務 17：00 終業	看護業務 12：30 終業 ヨガ（趣味時間） 授業準備	施設・専門学校講師 講義 演習 17：00 終業	在宅ワーク 書籍制作 コラム執筆 取材記事制作等 雑務処理	取材、執筆、出張、セミナー開催など

・大学や専門学校、施設の講師、診療所の業務は、あらかじめ年間計画・月間計画を立てる。
・突発的な仕事が入ることが多いため、スケジュール管理が大切。

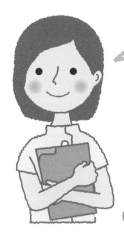

ライター業では、仕事の優先順位からスケジュールを判断しています。代わってくれる人がいないので体調管理を徹底しています。私の場合、最低でも週に1回、趣味のヨガで体調を整えています。

フリーランス看護師

▼ある1日のスケジュール

午前		午後	
6：30	起床	13：00	昼食
7：00	朝食、身支度、メールチェック、家事	14：00～17：00	自宅にて執筆作業、メールチェック
8：00～8：30	移動	17：00～18：00	家事
9：00～12：30	看護業務	19：00	夕食
12：30～13：00	移動	20：00	家事
		21：00～24：00	授業準備、執筆、事務作業、自由時間（動画鑑賞、ブログ、入浴）

・スケジュールの合間に、メール返信やデスクワーク、授業準備、執筆などを行う。
・午前中だけ勤務、午後はヨガ、買い物をして帰宅、という日もある。

看護師として経験を積めば、いろいろな仕事の可能性が広がるんですね！

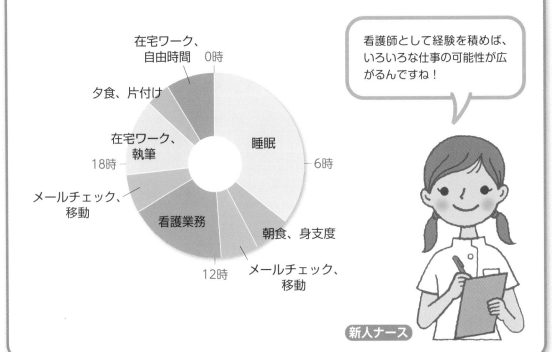

新人ナース

Q&A でわかる！　フリーランスのコツ

Q.1 フリーランスだと、「いっぱい稼ごう！」とか、「頼まれて断れない」とか、いろいろな事情で働きすぎてしまうことがありませんか？　どうやってセーブしていますか？　具体的に困ったときのエピソードや解決策を教えてください。

A フリーランスになって数年が経ちますが、はじめの3年は、頼まれたことを断れず働きすぎていました。中にはボランティアのような案件もありました。家族との時間も取れなくなってきて、「何のためにフリーランスになったのか？」と自己嫌悪になった時期がありました。

　そこから、自分の中で「受ける仕事」と「受けない仕事」を決めていきました。例えば、スケジュールが合わない、単価が安すぎる、スキルに合っていないといった理由で、自分で仕事を絞るように進めていきました。あまりにも仕事を抱えすぎてしまうと、それぞれの仕事がおろそかになったり、自分の体に負担がかかったりします。継続していくためには無理をせず、家族との時間、自分の時間を大切にしなければならないと気が付きました。少し余裕を持つことが大切ですね。

Q.2 フリーランスだと、逆に「ぎりぎりの生活でいいや」みたいになって、家でダラダラしてしまったりしませんか？　誰にも監督されないで、自分でシフトを管理するのも大変ですよね。中澤さん自身のエピソードや解決策を教えてください。

A 確かに在宅ワークは家事も行いながらなので、仕事のメリハリについては難しいところがあります。しかし、仕事は個人で請け負っているので、依頼してくれた方のためにも「やり遂げたい」という思いのほうが強いですね。常に締切日があるので、自分のスケジュール管理がうまくいかないとすべてに響きます。私の場合、デスクの前にあるボードに1日、1週間、1か月、その先の予定のタスクを項目ごとに貼っています。例えば講義やコラム執筆の納品があれば、「〇月〇日〇〇学校講義資料」「〇月〇日株式会社〇〇コラム納品」というように、通常のスケジュール帳とは別に目の前に見えるように貼ってあります。とにかく仕事が楽しいので、ダラダラというよりはワクワクしていますね。時間が足りないくらいです（笑）。

Q.3 フリーランスって、寂しくないですか？

A フリーランスなので、「個人＝孤独」だと思われがちですが、周囲にはたくさんの仲間（看護師、クリエイター、企業、個人事業主など）がいます。

　1人だけの仕事ではなく、たくさんの方に支えられ、協力し合って成り立つものだと思っています。人とのつながりに感謝しっぱなしです。

大学教員

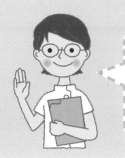

大学教員は、多くが大学卒業後に大学院・臨床経験を経て採用されます。中には医学、公衆衛生学、生物統計学などの分野で採用される人もいます。広島大学で大学教員として活躍されている寺本千恵さんにお話を伺いました。

Q1 学生時代はどんなキャリアにしたいと思っていましたか？

看護師としての臨床経験後、青年海外協力隊など海外でも活躍する看護職になりたいとか、教育に携わる人になりたい、いつかは起業したいなどと、とにかくいろんなことをやってみたいと思っていました。

私は、もともと高校時代から「人に教える」ことが好きで、いつかは教える人になりたいという想いを漠然と抱いていました。私が得意な教科（数学や化学、生物など）を、その教科が苦手な友人に教える場面がよくあり、その友人が理解を示すということに喜びを感じました。さらに、教えることで自分自身の曖昧さなどを再発見でき、自分自身の学びにつながるということを体感しており、将来的に、教育に携わるようになりたいと思っていました。また、学部在学中は家庭教師や個別指導塾の講師アルバイトに熱意を注ぎ、一時期は、教育学部への転部を考えたこともありました。

一方で、看護の勉強は苦手で、主体的に学習をしてきませんでした。看護の勉強に対する姿勢という点では、あまり真面目な学生ではなく、講義中は最前列での居眠り常習犯で先生方を困らせていました。

また、大学4年生のとき、メキシコにある看護大学に1年間留学しました。高校時代にアルゼンチンへの1年間の留学経験があり、スペイン語が話せたので、「看護」と「スペイン語」を融合させるべく、留学をしました。このような経験もあり、へき地医療や国際協力などに興味があり、国際的に活躍する看護職になりたいと漠然と思っていました。

▼メキシコ留学（クラスメイトと）

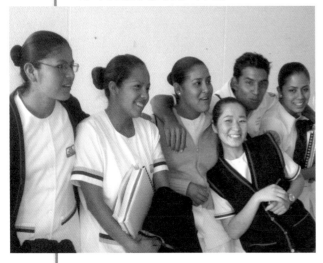

大学院に進学しようと思ったきっかけは？

私が大学院へ進学しようと思ったきっかけは、臨床時代に看護師として働く中で感じたジレンマでした。私は、救急外来で看護師をしていました。救急外来には、受診後に治療・処置を終え、入院せずに帰宅する患者さんが一定数いました。そういった患者さんの帰宅を促す中で何度か疑問やジレンマを感じる出来事があったため、もっと調べてみたい、突き詰めてみたいと感じるようになりました。私が体験した2人の事例を紹介します。

Aさんは一人暮らしの高齢の女性で、日常生活などは自分一人で行っていました。急性腰椎症（いわゆるギックリ腰）で救急車にて搬送され、救急外来を受診しました。特に処置はなく、湿布剤を処方されて、家で安静にする必要があるということで、入院適応にはなりませんでした。しかし、自宅に帰っても自分一人で生活するのは困難だと予想されましたが、当時、担当看護師だった私は、車いすで玄関まで送り、タクシーを呼んで運転手さんになんとか本人のベッドまで付き添うように依頼し、Aさんを帰宅をさせる —— という支援しかできませんでした。

Bさんは一人暮らしの成人男性です。業務中に両手を機械に巻き込まれるという事故に遭い、救急車にて救急外来を受診しました。両手の甲全体が負傷していたため、処置をしたあとに包帯で保護されました。両手の指はまったく使用することができず、こぶしを握ったまま包帯で保護されている状態です。財布からお金を出すこともできず、日常生活を一人で送るのは困難な状態でしたが、処置の終了後、入院適応ではなかったため帰宅することになりました。

この2人の事例があってから、救急外来の受診後に帰宅する患者さんのうち、日常生活を送るには問題がある人への支援について研究したいと考えるようになりました。

入院患者であれば、退院後に日常生活を送るために支援が必要な場合は、「入退院支援」という介入がなされ、病棟看護師をはじめとして、退院支援部署や地域医療連携室の看護師、社会福祉士などが退院計画を立て、具体的な退院後の支援を検討するという支援体制が取られます。しかし、救急外来に来る患者さんは、急に発生した事故・症状などで受診する場合が多く、入院適応にはならずに帰宅するケースが多くあります。いままでの生活を送ることが困難なケースであっても、患者さんたちに帰宅を促すという状況でした。

この研究を行うことで、支援が必要な要因を特定し、患者さんの不安を軽減させ、地域で安心して生活できる支援体制を構築することができるのではと期待し、大学院への進学を希望するようになりました。

研究の道へ進んだのは、看護師として働く中での気付きがあったからです。

大学教員

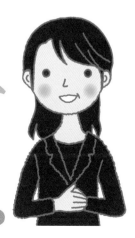

4

看護師の知識・経験を活かして働く

Q3 医療の現場を離れていた期間を持ってよかったことは?

病院看護師として働いている間は、日々業務に忙殺される中で、立ち止まって考えることはできませんでした。しかし、医療の現場から離れることで、看護のあり方などについてじっくりと考える大切な時間を持てました。

また、常勤の雇用看護師であれば、兼業がなかなか難しく、看護職の多種多様な働き方に触れることはできませんでしたが、大学院生時代には様々な「看護職」としての働き方を経験しました。

「看護師」としての訪問入浴、修学旅行や団体ツアーの添乗看護師、「保健師」としての乳幼児健診、新生児家庭訪問、大規模災害後の家庭訪問などでした。

 Q4 救急外来看護師と大学教員の仕事に共通する必要な力とは?

共通して必要な力には、次のようなものがあると思います。

- ・個別のエピソードを聞き取る力、対応する力
- ・対象者が目の前のことに対して向き合うことを支える力
- ・対象者の持つ可能性を見付け出し、モチベーションを上げる力
- ・多種多様な関係者との交渉・調整力
- ・先を読み、予測して行動する力
- ・自身の価値観を押し付けるのではなく、多様性を受け入れる力
- ・自ら継続して学び続けようとする力
- ・俯瞰的に物事を見る力

救急外来では、どんな患者さんが来るのか事前情報がないことも多くあります。ご本人や家族、付き添いの方、救急隊員など、様々な人から情報を取り、統合する力が必要になります。

緊急入院や緊急手術が必要になる場合もあります。自身の心身・社会的状態の急激な変化をなかなか受け入れることができない患者さんもいますが、救急外来にいる短時間の中でも、不安を表出することができるよう、さらには、状況を理解することができるように支援していく必要があります。

さらには、その先を見越して、その人が生活を続けるためにはどうしたらよいか、を一緒にしっかりと考えられる力が必要となり、自部署や看護職だけでなく、他部署や多職種との連携が必要不可欠となります。

学生も、一人ひとりの悩みや学習の進捗状況は異なります。それぞれが感じていることをしっかりと聞き出し、解決策を一緒に考えていくことはとても大切です。学生が自らの課題を認識したり、自分はどう考えているかを言語化できるように支援していく必要があります。

大学教員としての仕事には、教育活動や研究活動のほか、国際的活動、社会貢献、組織運営も含まれます。一人で動く場合もありますが、様々な連携・調整能力が求められます。

Q5 もしも道に迷ったら?

　迷いこそ、宝だと思っています。道に迷った際には、同僚、先輩、上司、家族などあらゆる人に話を聞いてもらったり、助言をもらったり、とにかくディスカッションをしてみてはと思います。ただし、最終的に「自分で決めた」といえる選択をしてほしいと思います。人に言われた選択肢だと、うまくいかなくなったとき、「○○さんに言われたから」などと他者のせいにしがちです。周囲の人の言葉は、あくまできっかけや促進要因にす

ぎないので、自分自身で責任を持つことが大切だと思います。また、忘れてはならないのが、家族や上司など、決断する前に相談するべき人には相談しておいたほうがよい、ということです。

　道の分岐は、自分自身のきっかけによるものだけでなく、周囲からの影響による分岐もあるかもしれません。タイミングや縁もあると思うので、一つひとつを大切に、自分自身にとってどういう意味があるのか考えていってほしいと思います。

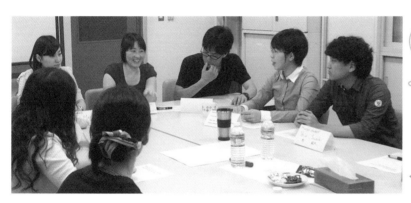

いつも議論は白熱します。

◀海外の研究者や大学院生とディスカッション

読者へのメッセージ

看護師としてのキャリアを歩む上で、「楽しい」という視点も重要ですよ。

　看護職としての働き方は多種多様であり、ある時点で「こうしよう」と決めていても、家族、社会、環境など様々な状況の中で、そのとおりにいくこともあれば、うまくいかないこともあると思います。

　「どんな看護職になりたいか」「どんな人間になりたいのか」という大きなビジョンを常に持ち、タイミングごとに修正しながら、前進し続けてほしいと思います。「楽しい」というやりがいが感じられる仕事を見付けていってください。

　そして、どんな立場や仕事であっても、ちょっとした疑問やもやもやが出てきたときは、それが何よりの宝物になってくると思います。ぜひ、情報を集めたり、様々な人とディスカッションしたりして、学びを継続していただければと思います。

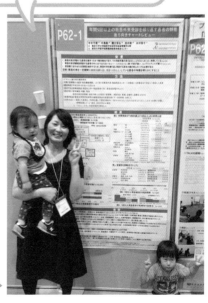

学会発表▶

コロナ禍の中での看護師の働き方

　2020年を大混乱に陥れた新型コロナウイルス感染症の世界的大流行は、看護師の働き方にも大きな影を落としました。最前線で働く看護師の感染リスクへの不安は計り知れません。

　個人防護具に包まれて動きにくく暑苦しい環境は、着実に体力を奪い去っていきます。気力と使命感で日々をなんとか乗り切ったとしても、同居の家族に感染リスクを負わせる不安を抱え、自分や家族への周囲からの心ない差別や偏見にさらされてつらい思いをした看護師も相当数にのぼったはずです。

　日本看護協会の調査＊によれば、病院全体の15.4%、感染症指定医療機関などの21.3%で看護職員の離職があったと報告されています。人員不足に加えて防護具の不足、PCR検査体制の脆弱さなどに見られるとおり、有事への備えが不十分であったことが、看護職員の離職の大きな要因の1つだと考えられます。

　もちろん、未曽有のコロナ禍に対して完全な備えを持つことは非現実的です。しかしながら、今回のような想定外の事態が生じたときこそ、組織を管理する側がどのような姿勢で臨み、現場への物心両面のサポートにどれだけ力を尽くせるかが、離職者の有無を分かつことになるのでしょう。

　日本看護協会のホームページでは、「看護実践情報」として、コロナ禍の中での看護職の活動が随時、報告されています。病院看護師はもちろん、助産師、訪問看護師、保健師、感染管理認定看護師など、様々な立場の看護師が、多くの工夫や情報共有、協働を進めながら困難な状況を乗り越えつつあります。本書で示したとおり、看護師としての働き方は多様化しています。これからの時代の看護師は、主体的に自らの世界を切り開いていくことが期待されます。今回のコロナ禍は、そのような変革のアクセルになることが予想されます。

＊**日本看護協会の調査**　日本看護協会，看護職員の新型コロナウイルス感染症対応に関する実態調査 (https://www.nurse.or.jp/nursing/practice/covid_19/press/pdf/press_conference1222/01.pdf)

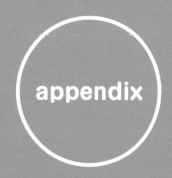

appendix

巻末資料

キャリアを考えるワークシート１ (記入例はp.34参照)

項目	職場1【　　　　】	職場2【　　　　】
仕事内容や働き方に裁量権がある		
前に進んでいる感覚を得られる		
仕事の性質・価値観が自分の仕事への姿勢に合っている		
目的・目標・実施すること・評価方法が明確		
作業内容にバリエーションがある		
組織内に助けてくれる仲間がいる		
どれだけ世の中の役に立っているかわかる		
オン・オフの明瞭さ		
雇用の安定性		
労働時間		
シフトワーク		
仕事の裁量権		

※このページはQRコードからダウンロードできます。

キャリアを考えるワークシート2（記入例はp.35参照）

項目	自分の希望	職場1【 　　　】	職場2【 　　　】
常勤・非常勤			
所定労働時間・残業			
休日			
勤務のリズム			
給与			
育児・介護への配慮			

※このページはQRコードからダウンロードできます。

A

巻末資料

●進路選択フローチャート

あなたの目指すキャリアの方向性をチェックしてみよう！

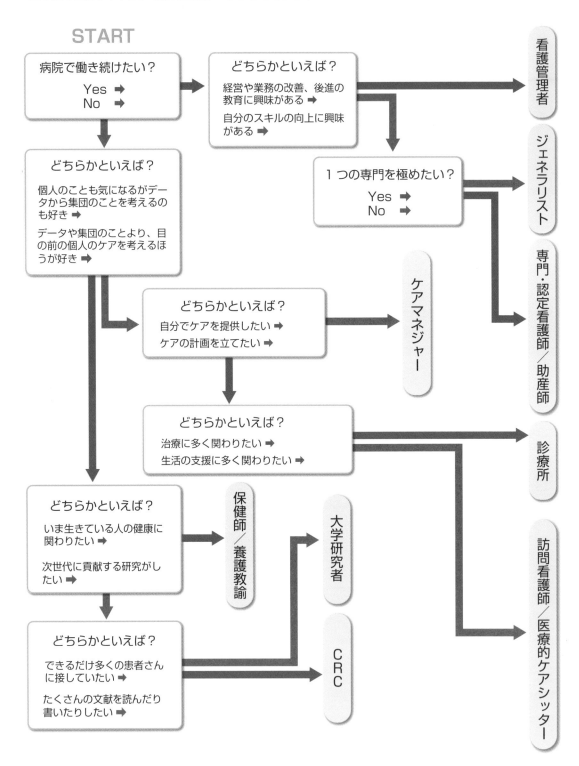

※このページは QR コードからダウンロードできます。

●看護職資格一覧

様々な看護職種の働き方と、資格取得の方法および合格率を一覧にしました。

看護師 (➡p.15参照)	【概要】病院や診療所などで、傷病者や褥婦に対する療養上の世話および医師の診療の補助を行う。 【資格】看護師国家資格 　　　　大学などで所定の教育を受けたあと、看護師国家試験に合格する（合格率：89.8%［第109回看護師国家試験]）。
准看護師 (➡p.16参照)	【概要】病院や診療所などで、医師や看護師の指示のもとで傷病者や褥婦に対する療養上の世話および医師の診療の補助を行う。 【資格】都道府県知事資格 　　　　准看護師養成所などで所定の教育を受けたあと、都道府県が実施する准看護師試験に合格する（合格率：97〜98%［日本准看護師連絡協議会ホームページより]）。
助産師 (➡p.39、73参照)	【概要】お産の介助に携わるスペシャリスト。それだけでなく、妊婦の健康管理、食事・運動の指導、出産後の体調管理、母乳指導、乳児指導なども含まれる。妊娠から出産、育児まで母子の健康に携わる。正常分娩に関しては医師の指示は不要で、自らの判断でお産の介助を行える。 【資格】看護師国家資格＋助産師国家資格 　　　　大学などで所定の教育を受けたあと、看護師国家試験および助産師国家試験の両方に合格する必要がある（合格率：99.4%［第103回助産師国家試験]）。女性にしかなれない。
保健師 (➡p.38、68参照)	【概要】行政（保健所や保健センター）で働く。健康診断や健康・病気の相談、啓蒙活動などの公衆衛生業務を担う。企業で働く産業保健師もいる。 【資格】看護師国家資格＋保健師国家資格 　　　　大学などで所定の教育を受けたあと、看護師国家試験および保健師国家試験の両方に合格する必要がある（合格率：91.5%［第106回保健師国家試験]）。

●認定看護師一覧

　ある特定の看護分野において、熟練した看護技術と知識を有する者として、日本看護協会の認定を受けた看護師を認定看護師といいます。2021年2月時点において、この表に示した分野における認定看護師が設定されています（➡p.40参照）。

▼認定看護師一覧（21分野：2026年度をもって終了）

分野	知識と技術（一部）
救急看護	・救急医療現場における病態に応じた迅速な救命技術、トリアージの実施 ・災害時における急性期の医療ニーズに対するケア ・危機状況にある患者・家族への早期的介入および支援
皮膚・排泄ケア	・褥瘡などの創傷管理およびストーマ、失禁などの排泄管理 ・患者・家族の自己管理およびセルフケア支援
集中ケア	・生命の危機状態にある患者の病態変化を予測した重篤化の予防 ・廃用症候群などの二次的合併症の予防および回復のための早期リハビリテーションの実施
緩和ケア	・疼痛、呼吸困難、全身倦怠感、浮腫などの苦痛症状の緩和 ・患者・家族への喪失と悲嘆のケア
がん化学療法看護	・がん化学療法薬の安全な取り扱いと適切な投与管理 ・副作用症状の緩和およびセルフケア支援
がん性疼痛看護	・痛みの総合的な評価と個別的ケア ・薬剤の適切な使用および疼痛緩和
訪問看護	・在宅療養者の主体性を尊重したセルフケア支援およびケースマネジメント看護技術の提供と管理
感染管理	・医療関連感染サーベイランスの実践 ・各施設の状況の評価と感染予防・管理システムの構築
糖尿病看護	・血糖パターンマネジメント、フットケアなどの疾病管理および療養生活支援
不妊症看護 （➡p.50参照）	・生殖医療を受けるカップルへの必要な情報提供および自己決定の支援
新生児集中ケア	・ハイリスク新生児の病態変化を予測した重篤化の予防 ・生理学的安定と発育促進のためのケアおよび親子関係形成のための支援
透析看護	・安全かつ安楽な透析治療の管理 ・長期療養生活におけるセルフケア支援および自己決定の支援
手術看護	・手術侵襲を最小限にし、二次的合併症を予防するための安全管理（体温・体位管理、手術機材・機器の適切な管理など） ・周手術期（術前・中・後）における継続看護の実践
乳がん看護	・集学的治療を受ける患者のセルフケアおよび自己決定の支援 ・ボディイメージの変容による心理・社会的問題に対する支援
摂食・嚥下障害看護	・摂食・嚥下機能の評価および誤嚥性肺炎、窒息、栄養低下、脱水の予防 ・適切かつ安全な摂食・嚥下訓練の選択および実施

分野	知識と技術（一部）
小児救急看護	・救急時の子どもの病態に応じた迅速な救命技術、トリアージの実施 ・育児不安、虐待への対応と子どもと親の権利擁護
認知症看護	・認知症の各期に応じた療養環境の調整およびケア体制の構築 ・行動心理症状の緩和・予防
脳卒中リハビリテーション看護	・脳卒中患者の重篤化を予防するためのモニタリングとケア ・活動性維持・促進のための早期リハビリテーション ・急性期・回復期・維持期における生活再構築のための機能回復支援
がん放射線療法看護	・がん放射線治療に伴う副作用症状の予防、緩和およびセルフケア支援 ・安全・安楽な治療環境の提供
慢性呼吸器疾患看護	・安定期、増悪期、終末期の各病期に応じた呼吸器機能の評価および呼吸管理 ・呼吸機能維持・向上のための呼吸リハビリテーションの実施 ・急性増悪予防のためのセルフケア支援
慢性心不全看護	・安定期、増悪期、終末期の各病期に応じた生活調整およびセルフケア支援 ・心不全増悪因子の評価およびモニタリング

▼認定看護師一覧（19分野：2020年度から）

分野	知識と技術（一部）
感染管理	・医療関連感染の予防・管理システムの構築 ・医療管理感染の予防・管理に関する科学的根拠の評価とケア改善 ・医療関連感染サーベイランスの立案・実施・評価 ・身体的所見から病態を判断し、感染兆候がある者に対する薬剤の臨時投与ができる知識・技術
がん放射線療法看護	・放射線治療を受ける対象の身体的・心理的・社会的アセスメント ・再現性確保のための支援 ・急性期および晩期有害事象に対する症状マネジメントとセルフケア支援 ・医療被曝を最小限にするための放射線防護策、安全管理技術
がん薬物療法看護	・がん薬物療法の適正な投与管理とリスクマネジメント、暴露対策 ・がん薬物療法に伴う症状緩和 ・自宅での治療管理や有害事象に対応するための個別的な患者教育 ・患者・家族の意思決定支援と療養生活支援
緩和ケア	・痛みやその他の身体的・心理社会的・スピリチュアルな問題のアセスメント ・全人的問題を緩和し、QOLを向上するための症状マネジメント ・家族の喪失や悲嘆への対応
クリティカルケア	・急性かつ重篤な患者の重篤化回避と合併症予防に向けた全身管理 ・安全・安楽に配慮した早期回復支援 ・身体所見から病態を判断し、侵襲的陽圧換気・非侵襲的陽圧換気の設定の変更、人工呼吸管理がなされている者に対する鎮静薬の投与量の調整、人工呼吸器からの離脱ができる知識・技術 ・身体所見から病態を判断し、持続点滴中の薬剤（カテコラミン、ナトリウム、カリウムまたはクロール、降圧剤、糖質輸液または電解質輸液、利尿剤）の投与量の調整を安全・確実にできる知識・技術

分野	知識と技術（一部）
呼吸器疾患看護	・呼吸症状のモニタリングと評価、重症化予防 ・療養生活行動支援および地域へつなぐための生活調整 ・症状緩和のためのマネジメント ・身体所見を病態判断し、侵襲的陽圧換気・非侵襲的陽圧換気の設定の変更、人工呼吸管理がなされている者に対する鎮静薬の投与量の調整、人工呼吸器からの離脱ができる知識・技術
在宅ケア	・生活の場におけるQOLの維持・向上とセルフケア支援 ・対象を取り巻くケアシステムの課題に対する解決策の提案 ・生活に焦点をあてた在宅療養移行支援および多職種との調整・協働 ・意思決定支援とQOLを高めるエンド・オブ・ライフケア ・身体所見から病態を判断し、気管カニューレの交換が安全にできる知識・技術 ・身体所見から病態を判断し、胃ろうカテーテルもしくは腸ろうカテーテルまたは胃ろうボタンの交換が安全にできる知識・技術 ・身体所見から病態を判断し、褥瘡または慢性創傷の治療における血流のない壊死組織の除去が安全にできる知識・技術
手術看護	・手術侵襲およびそれによって引き起こされる苦痛を最小限にとどめるためのケア ・手術中の患者の急変および緊急事態への迅速な対応 ・患者および家族の権利擁護と意思決定支援 ・身体所見から病態を判断し、経口用気管チューブまたは経鼻用気管チューブの位置の調整ができる知識・技術 ・身体所見から病態を判断し、侵襲的陽圧換気の設定の変更、人工呼吸器からの離脱ができる知識・技術 ・身体所見から病態を判断し、直接動脈穿刺法による採血、橈骨動脈ラインの確保ができる知識・技術 ・身体所見から病態を判断し、硬膜外カテーテルによる鎮痛剤の投与および投与量の調整ができる知識・技術 ・身体所見から病態を判断し、持続点滴中の糖質輸液または電解質輸液の投与量の調整ができる知識・技術
小児プライマリケア	・重篤な状態にある児もしくは医療的ケア児に対する重症化予防 ・外来および地域などのプライマリケアの場におけるトリアージ ・家族の家庭看護力・育児力向上に向けたホームケア指導 ・不適切な養育または虐待の予防、早期発見と、子どもの事故防止 ・身体所見および気管カニューレの状態を病態判断し、気管カニューレの交換が行える知識・技術
新生児集中ケア	・ハイリスク新生児の急性期の全身管理 ・障害なき成育のための個別ケア ・ハイリスク新生児と親への家族形成支援 ・不適切な養育または虐待のハイリスク状態の予測と予防 ・身体所見および気管カニューレの状態を病態判断し、気管カニューレの交換が行える知識・技術
心不全看護	・心不全症状のモニタリングと評価、重症化予防 ・療養生活行動支援および地域へつなぐための生活調整 ・症状緩和のためのマネジメント ・身体所見から病態を判断し、持続点滴中の薬剤（カテコラミン、ナトリウム、カリウムまたはクロール、降圧剤、糖質輸液または電解質輸液、利尿剤）の投与量の調整を安全・確実にできる知識・技術

分野	知識と技術（一部）
腎不全看護	・疾病の進展予防、合併症の早期発見と症状マネジメント、セルフケア支援 ・腎代替療法の選択・変更・中止にかかわる自己決定に向けた支援 ・透析療法における至適透析の実現に向けた支援 ・急性血液浄化療法における血液透析器または血液透析濾過器の操作および管理を安全・確実にできる知識・技術
生殖看護	・性と生殖の機能、その障害とリスク因子に関する知識に基づく妊孕性の評価 ・性と生殖の健康課題に対する、多様な選択における意思決定支援 ・患者・家族の検査期・治療期・終結期の安全・安楽・納得を守る看護実践とケア調整 ・妊孕性温存および受胎調節に関する指導
摂食・嚥下障害看護	・摂食嚥下機能とその障害の評価 ・摂食嚥下機能の評価結果に基づく適切な援助・訓練方法の選択 ・誤嚥性肺炎、窒息、栄養低下、脱水の増悪防止に向けたリスク管理
糖尿病看護	・血糖パターンマネジメント ・病期に応じた透析予防、療養生活支援 ・予防的フットケア ・身体所見から病態を判断し、インスリンの投与量の調整ができる知識・技術
乳がん看護	・術後合併症予防および緩和のための周手術期ケアと意思決定支援 ・ライフサイクルの課題を踏まえた、治療に伴う女性性と家族支援 ・乳房自己検診、リンパ浮腫などの乳がん治療関連合併症の予防・管理 ・身体所見から病態を判断し、創部ドレーンの抜去ができる知識・技術
認知症看護	・認知症の症状マネジメントおよび生活・療養環境の調整 ・認知症の病期に応じたコミュニケーション手段の提案と意思決定支援 ・家族への心理的・社会的支援 ・身体所見から病態を判断し、抗けいれん剤、抗精神病薬および抗不安薬の臨時の投与ができる知識・技術
脳卒中看護	・重篤化回避のためのモニタリングとケア ・早期離床と生活の再構築に向けた支援 ・在宅での生活を視野に入れたケアマネジメントと意思決定支援 ・身体所見から病態を判断し、抗けいれん剤、抗精神病薬および抗不安薬の臨時の投与ができる知識・技術
皮膚・排泄ケア	・褥瘡のトータルマネジメント ・管理困難なストーマや皮膚障害を伴うストーマケア ・専門的な排泄管理とスキンケア ・脆弱皮膚を有する個人・リスクがある個人の専門的なスキンケア ・地域包括ケアシステムを視野に入れた同行訪問実施とマネジメント ・身体所見から病態を判断し、褥瘡または慢性創傷の治療における血流のない壊死組織の除去および創傷に対する陰圧閉鎖療法ができる知識・技術

出典：公益社団法人日本看護協会ホームページ

●専門看護師一覧

　日本看護協会の専門看護師認定審査に合格し、ある特定の専門看護分野において卓越した看護実践能力を有することを認められた者を専門看護師といいます。2021年2月時点において、この表に示した分野における専門看護師が設定されています（➡p.40参照）。

分野	分野の特徴
がん看護	がん患者の身体的・精神的な苦痛を理解し、患者やその家族に対してQOL（生活の質）の視点に立った水準の高い看護を提供する。
精神看護	精神疾患患者に対して水準の高い看護を提供する。また、一般病院でも心のケアを行う「リエゾン精神看護」の役割を提供する。
地域看護	産業保健、学校保健、保健行政、在宅ケアのいずれかの領域において水準の高い看護を提供し、地域の保健医療福祉の発展に貢献する。
老人看護	高齢者が入院・入所・利用する施設において、認知症や嚥下障害などをはじめとする複雑な健康問題を持つ高齢者のQOLを向上させるために水準の高い看護を提供する。
小児看護	子どもたちが健やかに成長・発達していけるように療養生活を支援し、他の医療スタッフと連携して水準の高い看護を提供する。
母性看護	女性と母子に対する専門看護を行う。主たる役割は、周産期母子援助、女性の健康への援助に分けられる。
慢性疾患看護	生活習慣病の予防や、慢性的な心身の不調とともに生きる人々に対する慢性疾患の管理、健康増進、療養支援などに関する水準の高い看護を行う。
急性・重症患者看護	緊急度や重症度の高い患者に対して集中的な看護を提供し、患者本人とその家族の支援、医療スタッフ間の調整などを行い、最善の医療が提供されるよう支援する。
感染症看護	施設や地域における個人や集団の感染予防と発生時の適切な対策に従事するとともに感染症の患者に対して水準の高い看護を提供する。
家族支援	患者の回復を促進するために家族を支援する。患者を含む家族本来のセルフケア機能を高め、主体的に問題解決できるよう身体的、精神的、社会的に支援し、水準の高い看護を提供する。
在宅看護	在宅で療養する対象者およびその家族が、個々の生活の場で日常生活を送りながら在宅療養を続けることを支援する。また、在宅看護における新たなケアシステムの構築や既存のケアサービスの連携促進を図り、水準の高い看護を提供する。
遺伝看護	対象者の遺伝的課題を見極め、診断・予防・治療に伴う意思決定支援とQOL向上を目指した生涯にわたる療養生活支援を行い、世代を超えて必要な医療・ケアを受けることができる体制の構築とゲノム医療の発展に貢献する。
災害看護	災害の特性をふまえ、限られた人的・物的資源の中でメンタルヘルスを含む適切な看護を提供する。平時から多職種や行政などと連携・協働し、減災・防災体制の構築と災害看護の発展に貢献する。

出典：公益社団法人日本看護協会ホームページ

取材協力者一覧（掲載順、敬称略）

・伊藤由衣（山梨大学医学部附属病院、不妊症看護認定看護師）
・永田明子（山梨大学医学部附属病院、特定看護師）
・小林美智代（なごみ訪問看護ステーション、訪問看護師）
・田中亜希子（保健師）
・本末舞（東京女子医科大学病院、助産師）
・株式会社EP綜合
・認定NPO法人フローレンス
・堀裕美（CA経験者ナース）
・中澤真弥（フリーランス看護師）
・寺本千恵（広島大学、大学教員）

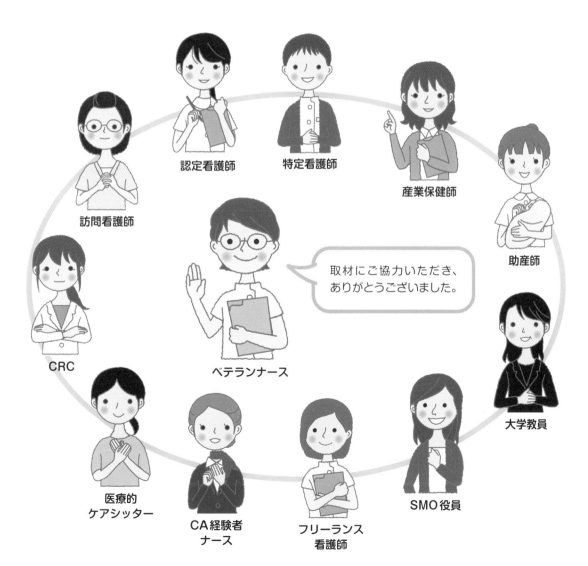

参考文献

● 文部科学省ホームページ (https://www.mext.go.jp/a_menu/shotou/shinkou/kango/index.htm)

● 日本准看護師連絡協議会ホームページ (http://www.junkankyo.com/)

● 厚生労働省 医政局資料
(https://www.mhlw.go.jp/file/05-Shingikai-10801000-Iseikyoku-Soumuka/0000072895.pdf)

● 日本看護協会, 2019年病院看護実態調査 (https://www.nurse.or.jp/home/publication/pdf/research/95.pdf)

● 厚生労働省, 新規学卒就職者の離職状況 (平成28年3月卒業者の状況)
(https://www.mhlw.go.jp/stf/houdou/0000177553_00002.html)

● 内野ら, 2015年, 本邦における新人看護師の離職についての文献研究, 心身健康科学, 11(1): 18-23.

● 齊藤, 2017年, 中堅看護師はなぜ離職するのか 最近5年間の統合的レビュー, 東洋大学大学院紀要, 54: 385-405.

● 今井ら, 2016年, 新人看護師が「離職を踏み止まった理由」; テキストマイニングによる自由回答文の解析から, 日職災医誌, 64(5)：279-286.

● 鈴木祐著, 4021の研究データが導き出す科学的な適職, インプレス, 2019年

● 伊藤絵美著, 折れない心がメモ1枚でできる コーピングのやさしい教科書, 宝島社, 2017年

● 平木典子ほか編著, ナースのためのアサーション, 金子書房, 2002年

● 加藤, 2007年, 看護学生における対人ストレスコーピングがストレス反応に及ぼす影響, 東洋大学人間科学総合研究所紀要, 7: 265-275.

● 日本看護協会 (https://www.nurse.or.jp/nursing/tokutei_katsuyo/index.html)

● 厚生労働省, 特定行為に係る看護師の研修制度の概要
(https://www.mhlw.go.jp/stf/seisakunitsuite/bunya/0000070423.html)

● 厚生労働省,【特定行為に係る看護師の研修制度】指定研修機関について
(https://www.mhlw.go.jp/stf/seisakunitsuite/bunya/0000087753.html)

● 看護師の特定行為研修制度ポータルサイト
(https://www.nurse.or.jp/nursing/education/tokuteikenshu/portal/index.html)

● 保健師助産師看護師法改正後の法第37条の2第2項第1号、特定行為研修省令第2条及び別表1関係

● 厚生労働統計協会, 2020年, 国民衛生の動向 (厚生の指標 増刊), 第67巻第9号 通巻第1051号

● 福井トシ子編集, 新版 助産師業務要覧 第3版 I基礎編 2021年版, 日本看護協会出版会, 2020年

● 國分康孝編, 論理療法の理論と実際, 誠信書房, 1999年

● 厚生労働省,「治験」とは (https://www.mhlw.go.jp/stf/seisakunitsuite/bunya/fukyu1.html)

● 全国医療的ケア児者支援協議会 (http://iryou-care.jp/problem/)

● 医療的ケアシッター ナンシー (https://nancy.florence.or.jp/)

● 佐々木幾美・吉田みつ子・西田朋子・宇田川廣美著, 川嶋みどり監修, 看護師になるには, ぺりかん社, 2014年

● WILLこども知育研究所編著, 保健師の一日, 保育社, 2015年

● 池田香理著, こんにちは、保健師です, 文芸社, 2019年

● 加納尚美著, 助産師になるには, ぺりかん社, 2017年

索引

【著者紹介】

大坪 陽子（おおつぼ ようこ）
東京医科大学医療の質・安全管理学分野 兼任助教。公衆衛生学修士。2007年広島大学卒、東京大学学際情報学府単位取得退学。2007～2012年、ひさきファミリークリニック（小児科・内科）で、看護師として診療の補助・相談業務に従事。2017～2020年、東京医科大学助教（東京医科大学病院医療安全管理室兼務）として勤務。2020年10月より現職。

雑賀 智也（さいか ともや）
メディカルライターズネット代表、千葉大学客員研究員、メディカルライター・薬剤師、漢方薬・生薬認定薬剤師。東京大学大学院医学系研究科公共健康医学専攻修了（MPH）。
『大腸がん 最新標準治療とセカンドオピニオン』（ロゼッタストーン）、『図解入門 よくわかる公衆衛生学の基本としくみ』、『薬局の現場ですぐに役立つ 初学者のための漢方の教科書』（以上、秀和システム）など著書多数。

【監修】

荒神 裕之（こうじん ひろゆき）
山梨大学医学部附属病院 医療の質・安全管理部 特任教授。2000年琉球大学医学部卒。2008年早稲田大学大学院法務研究科終了。2018年東京医科大学大学院医学系研究科博士課程（公衆衛生学分野）修了。プライマリケア・連合学会認定指導医。博士（医学）、法務博士（専門職）。聖路加国際病院での初期研修を経て、2014年から4年間、都内の総合病院で地域包括ケア病棟の立ち上げと運営に携わった。2019年1月より現職。

【キャラクター】大羽 りゑ
【本文図版・イラスト】加藤 華代
【編集協力】株式会社エディトリアルハウス

看護の現場で活躍できる
看護師のためのキャリアナビ

発行日　2021年 4月 8日　　　　第1版第1刷

著　者　大坪 陽子／雑賀 智也
監　修　荒神 裕之

発行者　斉藤 和邦
発行所　株式会社 秀和システム
　　　　〒135-0016
　　　　東京都江東区東陽2-4-2　新宮ビル2F
　　　　Tel 03-6264-3105（販売）　Fax 03-6264-3094
印刷所　三松堂印刷株式会社　　　　　Printed in Japan

ISBN978-4-7980-5781-1 C3047

定価はカバーに表示してあります。
乱丁本・落丁本はお取りかえいたします。
本書に関するご質問については、ご質問の内容と住所、氏名、電話番号を明記のうえ、当社編集部宛FAXまたは書面にてお送りください。お電話によるご質問は受け付けておりませんのであらかじめご了承ください。

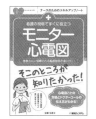

看護の現場ですぐに役立つ
モニター心電図

あなたは分厚い心電図の本を読み、細かい理論やたくさんの心電図の数値を前に、勉強が嫌になったことがありませんか？　看護の現場では理論よりも実践です。本書は、新人ナースがこれだけは覚えなければならないという心電図の基礎知識をわかりやすく図解で解説した入門書です。心電図は緊急度順に並べられ、すべての心電図に病歴や対処、ドクターコールの具体例、医師が行う治療を記載しているので、看護の現場ですぐに役立ちます。

【著者】　佐藤弘明　　　【発行】　2015 年 10 月刊
【定価】　1,500 円＋税　　ISBN　978-4-7980-4297-8

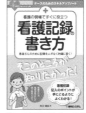

看護の現場ですぐに役立つ
看護記録の書き方

看護記録は、患者さんの日々の状態を記録するだけでなく、医療の透明性を確保するのに欠かせない記録です。特に、医療訴訟における重要な証拠とされています。しかし、新人ナースは日々の業務や看護スキルの習得に追われ、看護記録の書き方を学ぶ余裕がないでしょう。本書は、新人ナースのための看護記録の基礎知識と、簡潔で実用性の高い書き方を学べる入門書です。患者さんのために看護記録をムダなく的確に書きましょう！

【著者】　大口祐矢　　　【発行】　2015 年 10 月刊
【定価】　1,500 円＋税　　ISBN　978-4-7980-4438-5

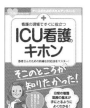

看護の現場ですぐに役立つ
ICU 看護のキホン

あなたは集中治療（ICU）看護と聞いて、どんなイメージを持つでしょうか？　ICU への配属経験のないナースは「いつも忙しそう」「覚えることがたくさんあって大変そう」というマイナスイメージを持つようです。本書は、新人ナースや ICU に配属されたばかりのナースのための ICU 看護の基本が手に取るようにわかる入門書です。忙しい人でも知りたいことをすぐにイメージできるように、ポイントを絞って簡潔に記載しています。

【著者】　株式会社レアネットドライブ ナースハッピーライフ編集グループ
【発行】　2016 年 2 月刊　　【定価】　1,600 円＋税
ISBN　978-4-7980-4522-1

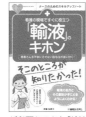

看護の現場ですぐに役立つ
「輸液」のキホン

看護師は様々な科で働いていますが、輸液はどの科でも必要とされる重要なスキルです。しかし、教科書を読んでもわかりにくく苦手にしている方も多いのではないでしょうか。本書は、輸液の基礎知識を看護師が知っておかなければならない範囲に絞って簡潔に解説します。「実際の点滴の仕方」「どのような器具が必要なのか」「輸液ポンプ、シリンジポンプの使い方」といった看護師の現場で役立つ実践的な知識が身に付きます。

【著者】　佐藤弘明　　　【発行】　2016 年 7 月刊
【定価】　1,500 円＋税　　ISBN　978-4-7980-4296-1

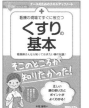

看護の現場ですぐに役立つ
くすりの基本

看護学生にとって薬理学は、わかりづらく苦しい時間です。新人ナースになっても、現場のいそがしさに遠慮して、薬についてわからないことを先輩に聞けないまま不安に過ごしている人がいます。本書は、看護師なら知っておきたい「医薬品の基礎知識」を的確に身に付けられるように、わかりやすく解説した入門書です。間違いやすい薬の特徴や詳しい作用機序など、現場ですぐに使えるポイントがパッと見てわかるようになっています。

【著者】　中尾隆明　　　【発行】　2016 年 8 月刊
【定価】　1,500 円＋税　　ISBN　978-4-7980-4722-5

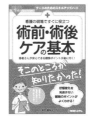

看護の現場ですぐに役立つ
術前・術後ケアの基本

新人看護師にとって術前・術後の看護は、非常に神経を使います。迅速に適切な看護をするには、患者のどこを見て、何を記録するのか、準備するもの、患者の既往や術後の合併症リスクなどの観察ポイントを事前にまとめなければなりません。本書は、新人看護師向けに術前・術後看護における必須の基礎知識をまとめ、効率よく必要な情報を収集し、アセスメントする技能が身に付くスキルアップノートです。患者さんが安心できる看護師になれます！

【著者】　大口祐矢　　　【発行】　2016 年 11 月刊
【定価】　1,500 円＋税　　ISBN　978-4-7980-4836-9

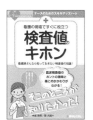

看護の現場ですぐに役立つ
検査値のキホン

血液検査、尿検査など、臨床検査値は、治療の方針や薬の処方等を検討する上での重要な指針です。昨今では、院外処方箋に血液検査の値が表示されるなど、重要度を増しています。本書は、忙しい看護師向けに実践ですぐに役立つ検査値の基礎知識を、イメージしやすいイラスト付きでわかりやすく解説した入門書です。ベテラン看護師による補足説明が随所にあるので、看護師になりたての方からベテランの方まで幅広く参考にしてください。

【著者】　中尾隆明・岡 大嗣　　　【発行】　2017 年 3 月刊
【定価】　1,400 円＋税　　ISBN　978-4-7980-4977-9

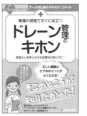

看護の現場ですぐに役立つ
ドレーン管理のキホン

新人ナースにとって、ドレーン管理は知っているようで知らない知識です。ドレーンにはどのような種類があるか、どのようなときにドレナージを行うのか、知らなければならないことがたくさんあります。本書は、新人ナースや介護家族向けに、ドレーン管理に必要な基礎知識や観察ポイントを図解でわかりやすく学べるようにまとめた入門書です。誰かに聞きたくても聞けなかったドレーン管理について、初歩の知識からポイントを絞って簡潔に解説します。

【著者】　株式会社レアネットドライブ ナースハッピーライフ編集グループ・長尾和宏(監)
【発行】　2017 年 3 月刊　　【定価】1,500 円＋税
ISBN　978-4-7980-4978-6

ナースのための
スキルアップ
ノート

看護の現場ですぐに役立つ
シリーズのご案内

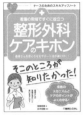

看護の現場ですぐに役立つ
整形外科ケアのキホン

整形外科は、患者さんの日常生活動作（ADL）の向上が重要な治療目的の一つです。チーム医療が推進されるなか、ナースも整形外科ケアで重要な役割を担っており、患者さんの不安を取り除くなど心身のサポートも求められています。本書は、多忙なドクターや先輩ナースに質問できない人のために、整形外科ケアに役立つ専門知識をコンパクトにまとめたスキルアップノートです。疾患のメカニズムとケアのポイントが身に付きます！

【著者】 宮原明美・永木和載（監）　【発行】 2017年8月刊
【定価】 1,600円＋税　　　　　　ISBN 978-4-7980-5039-3

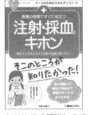

看護の現場ですぐに役立つ
注射・採血のキホン

医療スタッフにとって、注射・採血は基本中の基本といえる業務です。しかし、穿刺の際に痛みを伴うため、患者さんによっては怒りだしたり、トラブルの原因となってしまう可能性が高い医療行為の一つです。本書は、看護経験が比較的浅い看護師向けに、注射と採血を的確に行うための基礎やテクニックをわかりやすく解説します。穿刺について苦手意識を持っている看護師も、正しい手順や知識を理解することで苦手意識の克服ができます。

【著者】 佐藤智寛　　　　　　　　【発行】 2017年11月刊
【定価】 1,400円＋税　　　　　　ISBN 978-4-7980-5245-8

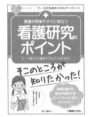

看護の現場ですぐに役立つ
看護研究のポイント

「仕事だけでも手一杯なのに、看護研究の係になってしまった！」看護師さん。その気持ち、よーくわかります。新人に限らず、看護研究に苦手意識を持つ看護師はたくさんいます。本書は、新人看護師を対象に、テーマの決め方から研究デザインの設計、研究計画書の作成、具体的な進め方などを紹介。人前でも恥ずかしくない研究成果の発表など、図版と共にそのコツをていねいに解説します。きっと自信がつくことでしょう。

【著者】 大口祐矢　　　　　　　　【発行】 2017年12月刊
【定価】 1,600円＋税　　　　　　ISBN 978-4-7980-5131-4

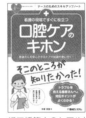

看護の現場ですぐに役立つ
口腔ケアのキホン

口腔の健康は、話すこと、自分の口で食べられることなど日常生活において非常に重要です。しかし、看護師の多忙な業務のなかで患者の口腔ケアは後回しにされがちです。本書は、現場の看護師に向けて、口腔ケアの基本から症状に合わせたケア方法など、患者さんを安心させる口腔ケアの知識を解説します。経口挿管中のケアや片麻痺がある人のケアなど、疾患別の治療法や日常生活の注意点、状態に応じた必要物品などがよくわかります。

【著者】 中澤真弥　　　　　　　　【発行】 2017年12月刊
【定価】 1,400円＋税　　　　　　ISBN 978-4-7980-5249-6

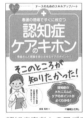

看護の現場ですぐに役立つ
認知症ケアのキホン

認知症ケアの経験が浅いナースは、「認知症の人とどう接していいかわからない」という戸惑いを感じることでしょう。それは認知症を恐ろしいものという誤ったイメージでとらえているからです。本書は、新人ナース向けに、認知症のメカニズムとケアのポイントをわかりやすく解説したスキルアップノートです。認知症患者との日ごろの接し方、問題行動の対処、家族の支え方などを、経験の薄い新人ナースでもしっかり学び理解を深められます。

【著者】 長尾和宏　　　　　　　　【発行】 2017年12月刊
【定価】 1,500円＋税　　　　　　ISBN 978-4-7980-5325-7

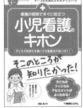

看護の現場ですぐに役立つ
小児看護のキホン

小児看護は、赤ちゃんから高校生まで幅広い患者さんを対象とします。自覚症状を正確に訴えることができない子どもの状態を把握するには、子どもの発達段階に合わせたコミュニケーションが欠かせません。本書は、小児看護に携わるナースを対象に、子どもの気持ちを楽にする看護法とフィジカルアセスメントのノウハウを解説した教科書です。小児の心と体や生活習慣、年齢特有の疾患など、小児看護の基本的なポイントがわかります。

【著者】 渡邉朋（代表）　　　　　【発行】 2018年2月刊
【定価】 1,500円＋税　　　　　　ISBN 978-4-7980-5246-5

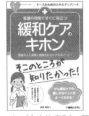

看護の現場ですぐに役立つ
緩和ケアのキホン

緩和ケアは、一般社会だけでなく医療関係者の間でも、がんの終末期ケアと誤解されています。しかし、実際にはがんだけでなく、すべての疾患、領域にまたがる基本の医療です。本書は、新人看護師のために、患者の痛みを癒す緩和ケアの精神と、基本的なスキルをわかりやすく解説した教科書です。トータルペイン（全人的痛み）、薬物治療、非がん疾患における緩和ケア、在宅緩和ケアなど緩和ケアの癒しのポイントがわかります。

【著者】 長尾和宏　　　　　　　　【発行】 2018年3月刊
【定価】 1,400円＋税　　　　　　ISBN 978-4-7980-5188-8

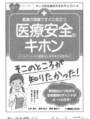

看護の現場ですぐに役立つ
医療安全のキホン

インシデントから患者さんを守る医療安全とは、エラーやミスをしないことでしょうか？高い緊張感でしょうか？　実際の医療現場では、安全な看護や医療を願いながら、避けられないエラーが発生し、同じようなミスが繰り返されています。本書は、医療現場のなかでもエラーやミスに関与しやすい新人看護師を対象に、インシデントを「学び」に予防する方法を解説します。事故防止につながる安全管理のポイントがよ〜くわかります。

【著者】 大坪陽子・荒神裕之・雜賀智也　【発行】 2018年3月刊
【定価】 1,500円＋税　　　　　　ISBN 978-4-7980-5289-2

看護の現場ですぐに役立つ
シリーズのご案内

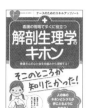

看護の現場ですぐに役立つ
解剖生理学のキホン

看護学校で必死に勉強しても、いざ現場に出たらわからないことだらけ。現場で患者さんや病気と向きあって、はじめて学校の授業が理解できた。これはナースなら誰でも経験がある話です。本書は、現場で働くナースを対象に医学知識の基礎になる解剖生理学をあらためて解説した、現場で役立つスキルアップノートです。たくさんの教科書を引っ張り出す前に、総復習として利用していただくことで、覚えた知識を手軽に再確認できます。

【著者】 野溝明子 　　【発行】 2018 年 3 月刊
【定価】 1,600 円＋税　　ISBN 978-4-7980-5324-0

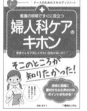

看護の現場ですぐに役立つ
婦人科ケアのキホン

婦人科は臨床実習で回ることもあまりないため、配属された看護師は、はじめて見る診察方法や使用機械などに戸惑うでしょう。ところで婦人科に戸惑うのは看護師だけではありません。患者さんも不安や緊張を感じます。本書は、はじめて婦人科に配属された看護師のために、主な診察や処置、検査、疾患、治療のポイントなどを基本から丁寧に解説します。しっかりとした技術と知識を身に付けて、患者さんの不安に応えてあげてください。

【著者】 岡田宏子 　　【発行】 2018 年 5 月刊
【定価】 1,500 円＋税　　ISBN 978-4-7980-5388-2

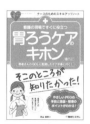

看護の現場ですぐに役立つ
胃ろうケアのキホン

不安でいっぱいな胃ろう患者と家族のために、胃ろうの知識を持つ医療者の育成が急務となっています。本書は、胃ろうについて知りたい医療関係者を対象に、PEG の手法と増設・管理のポイント、トラブル解決法をわかりやすく紹介します。胃ろう造設前のケアから、PEG カテーテルの手入れのコツ、栄養剤注入の手順、PEG が抜けてしまったときや嘔吐などのトラブル対応など、ケアの現場で得られるノウハウ満載です。

【著者】 西山順博 　　【発行】 2018 年 7 月刊
【定価】 1,600 円＋税　　ISBN 978-4-7980-5302-8

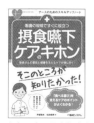

看護の現場ですぐに役立つ
摂食嚥下ケアのキホン

私たちは、誰もが口からものを食べる行為を当たり前のこととして生活しています。しかし、高齢化など様々な理由から飲み込み機能に障害をきたし、口から食べることが困難な患者さんも少なくありません。本書は、看護の現場で求められる、老化にともなう摂食嚥下の問題や、高齢者への対応をやさしく解説した、ナースのためのスキルアップノートです。口から食べることの意義、疾患別の対応法、予防や在宅ケアの支援方法などがわかります。

【著者】 斉藤雅史・松田直美 　　【発行】 2018 年 9 月刊
【定価】 1,500 円＋税　　ISBN 978-4-7980-5418-6

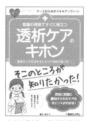

看護の現場ですぐに役立つ
ストーマケアのキホン

ストーマ造設術を受けた患者さんは、身体的ケアはもちろんのことですが、精神的ケアも欠かせません。本書は、臨床現場の忙しいナースのために、ストーマケア看護の知識と技術について、体系的にわかりやすく解説したスキルアップノートです。前提知識から、ストーマ用品の特徴と使い方、ストーマリハビリテーション、ストーマスキンケアまでの一連の流れのポイントがわかります。本書一冊だけでストーマケアの全容がつかめます。

【著者】 梶西ミチコ 　　【発行】 2018 年 5 月刊
【定価】 1,500 円＋税　　ISBN 978-4-7980-5051-5

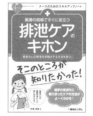

看護の現場ですぐに役立つ
透析ケアのキホン

日本では、透析患者が年々増加しており、今後、透析を受けながら生活する人を支える場面は広がるばかりと思われます。本書は、透析室や腎臓内科病棟に配属され、透析ケアに携わることになった看護師を対象に、透析ケアのキホンを丁寧に解説したナースのためのスキルアップノートです。腎臓の仕組みから、血液透析、腹膜透析、腎臓病者の合併症、高齢透析患者に対する看護など、ナースが知っておきたいポイントがわかります！

【著者】 植木博子 　　【発行】 2018 年 6 月刊
【定価】 1,400 円＋税　　ISBN 978-4-7980-5429-2

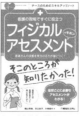

看護の現場ですぐに役立つ
排泄ケアのキホン

排泄は人が生きていくうえで欠かせない行為です。年齢を重ねるごとに排泄障害のリスクは高くなりますが、「恥ずかしい」「見られたくない」などの理由で障害を隠す患者さんもいます。本書は、看護師が患者さんの様々な事情を理解し、排泄に関わる基本的な知識を学べるようにポイントを絞って解説した、排泄ケアの入門書です。障害の原因を知るアセスメントや患者さんを安心させるアプローチ、症状に応じた排泄方法などがわかります。

【著者】 中澤真弥 　　【発行】 2018 年 7 月刊
【定価】 1,500 円＋税　　ISBN 978-4-7980-5386-8

看護の現場ですぐに役立つ
フィジカルアセスメントのキホン

フィジカルアセスメントが看護師にとって欠かせないものとして看護基礎教育に導入されてから、はや 10 年が経ちました。とはいえ、実際に学校や大学で習った技術を臨床の現場で使うのは簡単なことではありません。本書は、看護の現場における目の前の患者さんや、緊急時の救命に必要なフィジカルアセスメントの基礎知識をわかりやすく解説します。臨床でよく見られる症状を系統別にあげ、それぞれに必要なアセスメントを紹介します。

【著者】 横山美樹・足立容子・片桐郁代 　　【発行】 2018 年 12 月刊
【定価】 1,400 円＋税　　ISBN 978-4-7980-5248-9

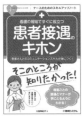

看護の現場ですぐに役立つ
患者接遇のキホン

臨床の接遇・マナー指導では「あたりまえのことがなぜできないの」という言葉をよく聞きます。しかし、その「あたりまえ」は育った環境によって異なるため、学習し練習することこそ重要です。本書は、患者さんとのコミュニケーションに必要な接遇・マナーを学習し、練習できるスキルアップノートです。院内での振舞い方、話し方、亡くなられた際の対応、メールの文面、クレームを受けたときの対応など知りたかったことがわかります！

【著者】 三瓶舞紀子 　【発行】 2018年12月刊
【定価】 1,500円＋税　 ISBN 978-4-7980-5419-3

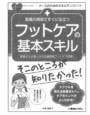

看護の現場ですぐに役立つ
フットケアの基本スキル

近年、糖尿病の人口が増加していることに伴い、合併症による糖尿病性足病変が増えています。そうした足のトラブルはフットケアで予防することができるため、早期発見、早期治療を含めたケアが重要になっています。本書は、糖尿病足病変を中心に様々な足トラブルに対応したフットケアの実践術を看護師向けに解説します。原因や発生機序、足病変の種類、糖尿病性足病変を予防するための診察や治療、セルフケアの方法などがわかります。

【著者】 中澤真弥 　【発行】 2019年1月刊
【定価】 1,500円＋税　 ISBN 978-4-7980-5387-5

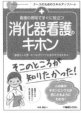

看護の現場ですぐに役立つ
消化器看護のキホン

消化器疾患の医療は目覚ましい発展を遂げていますが、効果的な治療をするにはチームの連携が不可欠です。なかでも、患者さんと密接な関わりを持つ看護師の役割は重要です。患者と医師、ほかの医療従事者、そして家族との連携をとるために、必要な知識や技術を身に付けなければなりません。本書は、看護の現場ですぐに役立つ消化器系の解剖生理学、疾患の症状、検査や診断、治療、看護技術やケアなどをイラストや図を使ってわかりやすく解説しました。

【著者】 中澤真弥 　【発行】 2019年5月刊
【定価】 1,600円＋税　 ISBN 978-4-7980-5384-4

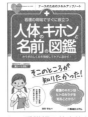

看護の現場ですぐに役立つ
人体のキホンと名前の図鑑

看護師にとって解剖学の基礎知識は必須です。けれども、複雑な人体の形態・構造をすべて把握することは容易ではありません。本書は、看護の現場で必須の人体の構造について、大きなカラーイラストを交えながら学べるようにした入門書です。コメディカルにとって重要な部分を抜き出して解説しているので、忙しい看護師の効率的な復習にも最適です。重要語句は赤文字になっているので、赤シートで穴埋め問題としても使えます。

【著者】 雑賀智也 　【発行】 2019年11月刊
【定価】 1,500円＋税　 ISBN 978-4-7980-5691-3

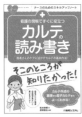

看護の現場ですぐに役立つ
カルテの読み書き

看護師が日々の看護を実践するうえで欠かせないもの、それがカルテです。本書は、看護記録に限定されない、多職種が共同で使用する「カルテ」について基礎から電子カルテまで丁寧に解説しました。医者、看護師だけでなく、コメディカルが患者とどのように接してどのような記録をしているかを知り、カルテから読みとることができるようになります。医療安全管理の推進を図ると共に、情報共有、ヒューマンエラーの防止にも役立ちます。

【著者】 松井美穂・雑賀智也（編著） 　【発行】 2019年12月刊
【定価】 1,400円＋税　 ISBN 978-4-7980-5782-8

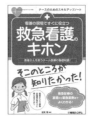

看護の現場ですぐに役立つ
救急看護のキホン

救急搬送は年々その数を増し、年570万件を超えました。さらに、高齢化・核家族化が進み、介護や生活の問題などもからみ、内容が複雑化しています。本書は、看護の現場で働く医療従事者のために、救急看護の基本であるトリアージや生活行動の援助、緊急薬剤の使用方法などを、イラスト付きの平易な文章でわかりやすく図解した入門書です。救急医療をチームとして行うための知識・技術・コミュニケーション力が身に付きます。

【著者】 志賀 隆・冨田敦子・野呂美香・菱沼加寿子（訳）・奥村将年・森 一直・林 実・石塚光太郎・小出智一・大楠崇浩
【発行】 2020年2月刊　 【定価】 1,500円＋税
ISBN 978-4-7980-5690-6

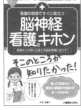

看護の現場ですぐに役立つ
脳神経看護のキホン

新人ナースが看護の現場に立つと、参考書と臨床で異なることが多く、看護の知識を現場に落とし込むのに苦労することがよく起こります。そんなときに役立つのが、患者さんの率直な言葉です。本書は、脳神経看護の基礎知識や看護技術について、著者が看護の現場で学んだ知識や、患者さんから学んだことをより詳しく、わかりやすく、簡単に解説した、ナースのための入門書です。臨床で困ったときにすぐに立ち返れる脳神経看護本としても使えます。

【著者】 久松正樹 　【発行】 2020年3月刊
【定価】 1,500円＋税　 ISBN 978-4-7980-5688-3

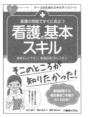

看護の現場ですぐに役立つ
看護の基本スキル

看護師になりたててで、すべての基礎看護技術を理想通りにこなせる人はいません。しかし、その中ですぐに身に付けたい、特に大事な技術がコミュニケーションのとり方や、自分の感情を支えるスキルです。本書は、新人看護師を対象に、現場で役立つ看護の基本スキルを図解でわかりやすく解説した入門書です。看護技術の手順で最優先すべきことを病棟の日勤帯の流れに沿って解説しているので、新人看護師にとっても馴染みやすく、看護業務にすぐに役立つ内容となっています。

【著者】 大坪陽子・岡田宏子・雑賀智也（監） 　【発行】 2020年3月刊
【定価】 1,600円＋税　 ISBN 978-4-7980-5783-5